Karin J. Lebersorger

Herausforderung Down-Syndrom

Das Buch eröffnet ein Nachdenken über das bewusste und unbewusste Selbst- und Beziehungserleben von Menschen mit Down-Syndrom und ihren Bezugspersonen. Karin J. Lebersorger verbindet theoretische psychodynamische Überlegungen mit Beispielen aus ihrer jahrelangen klinisch-psychologischen und psychotherapeutischen Arbeit im interdisziplinären Team der Down-Syndrom Ambulanz Wien. Sie vermittelt ein Verständnis für die komplexen intra- und interpsychischen Zusammenhänge von der Diagnosestellung bis zum Erwachsen-Werden. Auf Basis dieses verstehenden Zugangs werden dem Handlungsdialog von Menschen mit Down-Syndrom Bedeutung und ihnen selbst durch Unterstützung oder Übernahme ihrer nicht altersgemäßen Aktivsprache eine Stimme gegeben.

Karin J. Lebersorger, Dr.[in] phil., Klinische Psychologin und Gesundheitspsychologin, Psychotherapeutin, Psychoanalytikerin (WPV; IPA) und Supervisorin. Mitarbeiterin der Down-Syndrom Ambulanz des Wiener Gesundheitsverbunds, freie Praxis, nominiertes Mitglied der Arbeitsgruppe »Qualitätssicherung frühe Kindheit« der Österreichischen Liga für Kinder- und Jugendgesundheit, Lektorin an der Wiener Psychoanalytischen Akademie und der FH Campus Wien, ehemalige Leitungsstellvertreterin und Teamleiterin Nord des Instituts für Erziehunghilfe (Child Guidance Clinic) Wien. Mitautorin der »Stellungnahme der Österreichischen Liga für Kinder- und Jugendgesundheit zum Änderungsentwurf des Fortpflanzungsmedizinrechts-Änderungsgesetzes (FMedRÄG 2015)« Publikationen zu den Themen Entwicklungspsychologie, Erziehung, Psychoanalyse, Psychotherapie, Reproduktionsmedizin, Behinderung, Down-Syndrom.

Karin J. Lebersorger

Herausforderung Down-Syndrom

Entwicklungsprozesse von der Kindheit bis zum Erwachsen-Werden verstehen und unterstützen

Brandes & Apsel

Auf Wunsch informieren wir Sie regelmäßig mit unseren Katalogen »Frische Bücher« und »Psychoanalyse-Katalog«. Wir verwenden Ihre Daten ausschließlich für die Zusendung unserer beiden Kataloge laut der EU-Datenschutzrichtlinie und dem BDS-Gesetz. Bitte senden Sie uns dafür eine E-Mail an info@brandes-apsel. de mit Ihrer Postadresse. Außerdem finden Sie unser Gesamtverzeichnis mit aktuellen Informationen im Internet unter: www. brandes-apsel.de.

3., aktualisierte Auflage 2025
2. Auflage 2022
1. Auflage 2021

DTP: Brandes & Apsel Verlag
Coverabbildung: Foto von Karin J. Lebersorger: Sophie Waldstein und Alexander Stuchlik in ihrem Tanzstück »Eposa«. Mit freundlicher Genehmigung.
Coverrückseite: Foto von Karin J. Lebersorger: Niklas Kern und Simon Couvreur.
Druck: STEGA TISAK d. o. o., Heinzelova 60/1, 10000 Zagreb, Kontakt: upit@stega-tisak.hr
Gedruckt auf einem nach den Richtlinien des Forest Stewardship Council (FSC) zertifizierten, säurefreien, alterungsbeständigen und chlorfrei gebleichten Papier.

Bibliografische Information der Deutschen Nationalbibliothek:
Die Deutsche Nationalbibliothek verzeichnet diese Publikation in der Deutschen Nationalbibliografie; detaillierte bibliografische Daten sind im Internet über www. ddb.de abrufbar.

ISBN 978-3-95558-295-1

Inhalt

Für

Adrian
Alex
Anna
Asik
Barbara
Cathi
Chinwendu
Christoph
Cinderella
Clara
Fanny
Felix

Florian
Jakob
Johanna
Kati
Lisi
Magdalena
Markus
Martin
Nicola
Niklas
Pal
Patrick

Raphi
Sabine
Sevi
Simon
Sophie
Stefan
Stella
Swatina

und alle anderen
von
Ali bis Zoë

Einleitung

> Ich lebe
> ich lache.
> So ist es gut
> sagt die Sonne.
> Das Leben ist groß
> sagt der Mond.
>
> *Tichy 2023, S. 51*

Mein Buch widme ich allen Menschen mit Down-Syndrom und ihren Familien in großer Dankbarkeit für die Bereicherung, die ich durch sie fortwährend erlebe. Junge Erwachsene, deren Entwicklung ich seit Jahren begleite, haben mich dazu inspiriert, meine Erfahrungen zu teilen. Heute stehen sie selbstbewusst und gemäß ihren individuellen Möglichkeiten selbstbestimmt im Leben, berühren mich tief bei jeder Begegnung aufs Neue und regen mich zum Nachdenken an. In ihrer Lebensfreude, aber auch im Umgehen mit ihren Sorgen finde ich meine Überlegungen und mein Verständnis, mit denen ich Menschen mit Down-Syndrom und ihren Bezugspersonen begegne, bestätigt. Ich möchte aber auch jenen Menschen mit Down-Syndrom eine Stimme verleihen, die das, was sie bewegt, verbal nicht auf eine Weise mitteilen können, dass sie verstanden werden. Sie drücken ihre Nöte durch ihr Verhalten oder mittels Symptomen aus. Beide stellen immer einen kreativen Lösungsversuch der Psyche in einer teils bewussten, teils unbewussten Belastungs- oder Konfliktsituation dar, den es zu verstehen gilt! Es ist mir ein Anliegen, Zuschreibungen und Vorurteile abzubauen, die sich teilweise auch in Fachkreisen finden. So werden oftmals Beharrlichkeit, Triebhaftigkeit oder Fettleibigkeit am Down-Syndrom festgemacht, was die psychische Bedeutung dieser Erscheinungen völlig außer Acht lässt.

Als Psychoanalytikerin plädiere ich für ein Verstehen der komplexen innerpsychischen Zusammenhänge. Ich bin tief überzeugt, dass Menschen mit Down-Syndrom ein feines und hoch entwickeltes Sensorium für sich selber und die anderen haben und gefühlsmäßig alles, was ihnen widerfährt, genauso intensiv erleben wie wir alle. Vielen ist es aber nicht möglich, ihre Gefühlszustände gedanklich zu ordnen, sie zu benennen und sich sprachlich damit auseinanderzusetzen. Jeder von uns kennt das Bedürfnis, sich über Aufregendes oder Bedrückendes mit anderen auszutauschen. Erst wenn wir unser Erleben geteilt haben, darin emotional begleitet werden und uns gehalten fühlen, fällt die Spannung von uns ab. Daher benötigen Menschen mit Down-Syndrom nicht nur in freudigen, sondern auch in belastenden Situationen und bei einschneidenden Erlebnissen einfühlsame Begleitung und Unterstützung bei deren Verarbeitung. Dies gewährleisten vertrauensvolle Beziehungen am besten. Durch einen liebevollen Blick von Beginn an können Menschen mit Down-Syndrom ein Grundgefühl der Liebe zu sich selbst entwickeln. Erst wenn ihre nächsten Bezugspersonen die schier unerträglichen Gefühle von Trauer und Wut zulassen, teilen und durcharbeiten, die ihr Besonders-Sein in ihnen hervorrufen, wird eine unbelastete Entwicklung ermöglicht. So widme ich mich auch dem Erleben von Eltern und Geschwistern, Bezugs- und Betreuungspersonen.

Viele meiner Überlegungen gelten nicht ausschließlich für Menschen mit Down-Syndrom, sondern auch für jene mit anderen Formen intellektueller Beeinträchtigung und/oder chronischen Erkrankungen.

Meine Ausführungen beziehen sich auf jene Herausforderungen, mit denen ich im Rahmen meiner psychologisch-psychotherapeutische Tätigkeit in der Down-Syndrom Ambulanz Wien[1] vorwiegend befasst bin, wie der Eintritt ins Leben, die Erlangung von Autonomie und die Identitätsfindung in all ihren Facetten. Sie

1 http://www.down-syndrom-ambulanz.at/ [10.10.2020]

sind gemäß dem Lebenszyklus von der Schwangerschaft bis zum Erwachsen-Werden geordnet, ohne Anspruch auf Vollständigkeit. Neben phasenspezifischen Themen widme ich mich auch jenen, die für den gesamten Lebenszyklus bedeutsam sind, wie dem Umgehen mit Konflikten oder der Auseinandersetzung mit dem Down-Syndrom. Einige Gedankengänge werden in verschiedenen Kapiteln aufgegriffen, weil sie mir so wesentlich erscheinen. Bei anderen wird auf Zusammenhänge verwiesen, da psychisches Erleben nicht eindimensional verläuft, sondern sich aus vielen bewussten und unbewussten Aspekten zusammensetzt. Das Buch möchte Anregungen zum Verständnis für jeweils höchst individuelle Konstellationen geben. Es zeigt eine mögliche Form des Nachdenkens über Beziehungen und Entwicklungsmöglichkeiten auf und liefert keine Rezepte, die allgemeine Gültigkeit beanspruchen.

Jeder Mensch verfügt über eine einzigartige, unverwechselbare bio-psycho-soziale Persönlichkeit, für deren Entwicklung und Ausformung körperliche, seelische und gesellschaftliche Faktoren eine Rolle spielen. Meine Ausführungen beziehen sich auf das Seelenleben, die Gefühlswelt und das Beziehungserleben. Dabei stelle ich normative Krisen und psychische Herausforderungen in den Mittelpunkt und *nicht* die unbeschwerte, kreative, produktive Dimension eines Lebens mit Down-Syndrom. All diese genannten Aspekte denke ich aber stets mit.

In der interdisziplinären Arbeit der Down-Syndrom Ambulanz ist mein psychologisch-psychotherapeutischer Zugang in die körperlich-medizinische und sozialarbeiterische Expertise ideal eingebettet. Meine Ambulanztätigkeit an zwei Nachmittagen pro Monat umfasst interdisziplinäre Beratung im Team, psychologische Beratung, Krisenintervention, psychotherapeutische Kurzintervention, Gruppenarbeit, Projektentwicklung, Fortbildung und Überweisungen zu Therapien in Institutionen und den niedergelassenen Bereich. Leider gibt es zu wenige PsychotherapeutInnen, die mit Menschen mit intellektuellen Beeinträchtigungen arbeiten (vgl. Mannoni 1972, S. 9; vgl. Sinason 2000, S. 13). Sie möchte ich auf diese lohnende Arbeit neugierig machen und ermutigen, Schwellenängste beiseitezustellen. Es fehlt auch an einer genügend großen, den individuellen Entwicklungsbedürfnissen angepassten Auswahl von kostenlosen, öffentlichen Unterstützungsangeboten im Bereich von funktioneller Therapie, Lernen, Freizeitgestaltung und Verselbständigung. Viele der tollen existierenden Angebote sind dem unermüdlichen Einsatz engagierter Eltern und Angehöriger zu verdanken.

Auch in der COVID-19-Pandemie zeigte sich in Österreich gleich nach dem ersten Lockdown, dass behinderte Menschen über eine zu wenig starke Lobby verfügen. Während aufgrund der ersten Unsicherheit nachvollziehbarer Weise alle therapeutischen und pädagogischen Angebote ausgesetzt wurden, gab es für viele Therapien keine virtuelle Überbrückung und viele Institutionen blieben bis zum Sommer geschlossen. Zahlreiche von uns betreute Familien berichteten, dass die Kinder und Jugendlichen oft wochenlang ohne adäquates schulisches Angebot daheim waren und die jungen Erwachsenen ihre Tagesstätte nicht besuchen konnten. Auch wir konnten während des ersten Lockdowns niemanden persönlich sehen. Die Ambulanztätigkeit wurde aber telefonisch oder videobasiert fortgeführt, bis zur ersten Möglichkeit, wieder in Präsenz zu arbeiten. Wir waren in dieser Zeit mit viel zusätzlicher virtueller Beratung befasst, die die große Belastung und Verunsicherung abbildete. Unter Einhaltung der nunmehr gut etablierten Sicherheitsstandards konnten im Juni 2020 die persönlichen Termine wieder aufgenommen werden.

Wenn ein Buch über das Down-Syndrom 75 Jahre nach Kriegsende geschrieben wird, darf als dunkles Kapitel der jüngeren Vergangenheit die Vernichtungsmaschinerie der Nationalsozialisten nicht unerwähnt bleiben (vgl. Wolfs 2016, S. 164ff.; Weindling 2019, S. 49ff.). Der weitgehend tolerierte Mord geistig behinderter Menschen ist als Tötungsimpuls gegen die, die anders sind, aus dem kollektiven Unbewussten nicht verschwunden. Er wirkte in der Nachkriegszeit in Zwangssterilisation und Absonderung in Institutionen fort. In einer Zeit, die durch engmaschige Kontrolle die Optimierung des Menschen zum Ziel hat, finden wir eine neue Form gesellschaftlich akzeptierter Eugenik in Pränataldiagnostik, Schwangerschaftsabbruch mit embryopathischer Indikation, Präimplantationsdiagnostik und Embryonenselektion (Körner, 2019, S. 156ff.; Metzl 2020, S. 57ff.). Damit wird ein perfektes Leben ohne Leid angestrebt, was menschlich verstehbar ist, aber immer eine Illusion bleiben wird. Diese Überlegungen wenden sich nicht gegen den Abbruch einer Schwangerschaft, der aus unterschiedlichsten bewussten und unbewussten individuellen Motiven erfolgt, sondern gegen den Selbstoptimierungswahn kapitalistischer westlicher Gesellschaften, die den Familien, vor allem aber den Müttern, viel zu wenig Unterstützung zuteilwerden lassen.

Einige Passagen des Buches wurden in überarbeiteter und aktualisierter Form Artikeln entnommen, die ich im Laufe vieler Jahre für die Zeitschrift *Leben, Lachen, Lernen* verfasste, sowie einem weiteren Fachartikel. Alle Fallbeispiele beschreiben prototypische Situationen, die mir in Varianten vielfach begegnen. Da miteinander Leben und psychisches Erleben nicht eindimensional gedacht und verstanden werden kann, illustrieren sie meist mehrere Ebenen der Herausforderungen im Familien- und Bezugssystem. Die Personen wurden anonymisiert, die Familienkonstellationen verändert, die Fragestellungen verdichtet (nach den gültigen nationalen und internationalen Kriterien). Da beinahe alle erwachsenen Menschen mit Down-Syndrom mit ihrem Vornamen angesprochen werden möchten und sich beim Nennen ihres Familiennamens im Dialog nicht gemeint fühlen, verwende ich in allen Beispielen fiktive Vornamen. Ich verzichte bewusst auf psychoanalytische Fachausdrücke, sofern sie nicht Allgemeingut geworden sind, sondern beschreibe die seelischen Bewegungen, um sie gut nachvollziehbar zu machen. Um die Vielfältigkeit meiner Arbeit zu vermitteln, beziehe ich Texte und Mitteilungen von Menschen mit Down-Syndrom und ihren Bezugspersonen mit ein, die sie mir dankenswerter Weise zur Verfügung gestellt haben. Diese bereichernden Inputs entstammen einem jahrelangen lebendigen Austausch, nicht klinischen Behandlungsprozessen.

Meine Motivation ist auch, Fach-, Betreuungs- sowie interessierte Bezugspersonen zu erreichen und sie neugierig auf die bewusste und unbewusste emotionale Dimension im Beziehungs-, Erziehungs- und Förderkontext zu machen. So möchte ich zu einem möglichst autonomen, selbstsicheren Leben von Menschen mit Down-Syndrom und zum Gelingen familiärer Beziehungen beitragen sowie ausdrücken, dass ein gutes Leben mit Down-Syndrom trotz aller Herausforderung, die eine Trisomie 21 mit sich bringt, möglich ist!

Karin J. Lebersorger
3. Auflage, August 2025

1. Kapitel
Wünschen und träumen!

»Meine Mama hat sich vieles gewünscht, während sie auf mich gewartet hat. Sie hat sich gewünscht, dass ich die ozeanblauen Augen meines Papas bekomme, die sie so sehr liebt. [...] Meine Mama hat sichgewünscht, dass ich klug werde, damit ich jeden Beruf ausüben kann, den ich will.«

Faye 2014, S. 5f.

Das Kind im Kopf

Lange bevor Paare ein gemeinsames Kind planen, gibt es Phantasien über dieses Kind in ihrer Seele. Der psychische Raum für diese Phantasien wird in jedem Menschen schon sehr früh angelegt, nämlich bereits dann, wenn die Kleinkinder spielerisch in eine Elternrolle schlüpfen. Ihr Vorstellungskind formt und zeigt sich, wenn sie in Identifikation mit ihren Eltern einen Teddy füttern, einer Puppe ein Pflaster auf ihren Arm kleben oder Mutter-Vater-Kind spielen. Es kann ein folgsames Kind sein oder aber auch eines, das sich widersetzt, oftmals in lustvoll-übersteigerter Art und Weise. Es speist sich aus Erfahrungen, Wünschen, Ängsten und erwünschten, aber auch unerwünschten Eigenschaften von sich selbst und von anderen. Dieses sogenannte »imaginäre Kind« ist im Lauf der Entwicklung immer wieder Wandlungen unterworfen und ist zum Teil bewusst, zum Teil aber unbewusst (vgl. Soulé 1990). So tritt es im Grundschulalter meist in den Hintergrund und wird mit Eintritt in die Pubertät wieder sehr lebendig, wenn sich Jugendliche gedanklich-emotional mit möglicher Elternschaft auseinandersetzen.

Selbst wenn manche Kinder oder Jugendliche die Vorstellung eines eigenen Kindes total von sich weisen, tragen sie in dieser Zeit ein Negativ des imaginären Kindes in sich. Mit der ersten Verliebtheit und jeder folgenden verändert es sich als potenzielles gemeinsames Drittes, bereichert durch Eigenschaften des geliebten Menschen. Spätestens mit Eintritt einer Schwangerschaft wird das Vorstellungskind den werdenden Eltern zunehmend bewusst. Viele tauschen sich über ihre Wünsche und Phantasien in Bezug auf ihr Ungeborenes aus. Für fast alle Eltern steht fest, dass sie sich kein krankes oder behindertes Kind wünschen. Diesen Wünschen kommt die Pränataldiagnostik entgegen. Bis vor kurzer Zeit konnte man chromosomale Besonderheiten des Fötus nur mit invasiven Methoden diagnostizieren, während jetzt mit der Chromosomenanalyse nach NIPT[2] auch Tests zur Verfügung stehen, die solche mit sehr hoher Treffsicherheit aus dem mütterlichen Blut vorhersagen können. Sie sind auf dem Weg, das klassische Ersttrimester-Screening sukzessive abzulösen (Kagan 2019, S. 37). Eine Gewissheit gibt es jedoch auch in diesen Fällen nur mit einer Fruchtwasseruntersuchung, der Amniozentese.

Je nach Persönlichkeit und dem, was zukünftige Eltern in ihrem Leben bereits erlebt und bewältigt haben, können sie Unsicherheit aushalten oder benötigen Gewissheit. So ist es manchen Eltern wichtig, im Zuge der Ultraschall-Untersuchungen das Geschlecht ihres Kindes bereits während der Schwangerschaft zu erfahren, andere möchten genau das nicht wissen. Die Eltern der mehrfach behinderten Sophie haben sich bewusst für ein Leben mit ihrer Tochter entschieden. Gisela Hinsberger, ihre Mutter, formuliert es so:

> »Ich leide an der Pränataldiagnostik, aber ich profitiere auch von den Informationen, die sie mir liefert. Wir erfahren im sechsten Monat, dass unser Kind behindert ist. Wir haben Zeit zu trauern, wir informieren uns, wir bereiten uns vor. Unser Wissen macht uns handlungsfähig, und es bietet Schutz für unser Kind.« (Hinsberger 2014, S. 23)

2 Nicht-invasiver pränataler Test: https://de.wikipedia.org/wiki/Nicht-invasiver_Pr%C3%A4nataltest. [22.03.20]

Fabian Sixtus Körner hingegen, Vater von Yanti, einem Mädchen mit Down-Syndrom, erlebt dies völlig konträr:

> »Wir hatten keine weiteren Tests veranlasst, nachdem die Nackenfalte keine Auffälligkeiten zeigte. Wir waren uns einig, dass es nichts an unserer Entscheidung für ein gemeinsames Kind ändern würde. Heute bin ich froh darüber und möchte mir nicht ausmalen, wie sehr wir unter der Diagnose im Vorhinein gelitten hätten. Wochen und Monate gemeinsames Bangen, die Entwicklung diverser Horrorszenarien auf meiner Seite, pränatale Depression bei Nico.« (Körner 2019, S. 159)

In Bezug auf die Pränataldiagnostik gibt es kein allgemein gültiges Vorgehen. Idealerweise erhalten werdende Eltern genügend Beratung, um den für sie passenden Weg zu beschreiten. Da die meisten Eltern mit einem unauffälligen Befund rechnen, bleibt für die Auseinandersetzung bezüglich des Umgehens mit einer Auffälligkeit oftmals sehr wenig Zeit. In den Beratungsgesprächen nach der pränatalen Diagnose äußern viele Eltern die Angst, ein Kind mit Down-Syndrom würde ihre Beziehung belasten, vielleicht sogar zerstören. Die Heidelberger Down-Syndrom-Studie bestätigt diese Befürchtungen nicht, dort findet sich vielmehr eine Stärkung der familiären Beziehungen (vgl. Sarimski 2017, 2018, 2020). Auch wenn sich Eltern nach der Diagnose Down-Syndrom für ihr Kind entscheiden, wird dies in Untersuchungssituationen immer wieder hinterfragt, was eine zusätzliche Belastung darstellt..

Die Eltern der zweijährigen Tanja berichten, wie belastend sie die Zeit zwischen dem Organscreening und der Geburt ihrer Tochter erlebt hätten. Nachdem ein Herzfehler unbestimmten Grades festgestellt worden war und somit der Verdacht auf Trisomie 21 im Raum stand, wurde ihnen eine Amniozentese empfohlen. Beide lehnten diese invasive Untersuchung ab, weil sie ihr Kind so annehmen wollten, wie es war. Die Mutter wurde bei den folgenden Ultraschall-Kontrollen von verschiedenen ÄrztInnen der Klinik mehrfach auf die Möglichkeit eines Spätabbruchs hingewiesen. Obwohl die Eltern bereits bei der Diagnosemitteilung klar ausgedrückt haben, dass sie keine Beendigung der Schwangerschaft in Erwägung zögen, wurde diese Information nicht kommuniziert. Sie fanden dies sehr irritierend und mussten sich stets neu erklären. Einmal wurden die Eltern mit der Hiobsbotschaft konfrontiert, dass zusätzlich zum Herzfehler auch der Verdacht einer Fehlbildung des Verdauungsapparates bestünde, weil sich dieser nicht in der üblichen Form darstellen ließe. Bei der nächsten Kontrolle wurde diese Besorgnis wieder entkräftet. Bis zur Geburt, nach der sich der Herzfehler glücklicherweise als einer entpuppt, der keine Operation benötigt, fühlten sich die Eltern einem medizinisch-moralischen Druck ausgesetzt, den sie mit zeitlichem Abstand nunmehr darin begründet sehen, dass sich die ÄrztInnen gegen mögliche Klagen schützen würden.

Die Art der Diagnosemitteilung verläuft je nach Persönlichkeit der ÄrztInnen, ihrer Gesprächsführungskompetenz und Vorerfahrung mit dem Down-Syndrom sehr unterschiedlich ab. Sie trifft auf die Persönlichkeit der Eltern sowie deren Umgang mit Krisen und Vorstellungen vom Down-Syndrom. Oft drücken Empathiemangel, wenig Zeit oder das Fehlen eines geschützten Rahmens für die Befundbesprechung Überforderung und Hilflosigkeit seitens der ÄrztInnen aus (vgl. Lehmann 1991, S. 22).

Abschied vom Wunschkind

Alle Eltern stehen ab der ersten Begegnung mit ihrem Baby vor der Herausforderung, ihr imaginäres Kind zugunsten des realen in den Hintergrund treten zu lassen. Dies gelingt meist ganz natürlich, wenn zwischen dem Wunschkind und dem Neugeborenen keine allzu große Diskrepanz besteht und wenn Eltern ihr reales Kind in seinem Geschlecht, Aussehen und Temperament annehmen können (vgl. Bürgin 1993, S. 283).

Eine unveränderbare chromosomale Besonderheit, wie die Trisomie 21 mit ihren Auswirkungen auf das Erscheinungsbild und die Entwicklung des Babys, stellt für die meisten Eltern anfangs einen solchen unüberbrückbaren Unterschied und somit eine tiefe Erschütterung dar. Je nachdem, wie sie mit schwierigen Herausforderungen umgehen können und welche sie als Paar bereits gemeinsam bewältigt haben, führt der Schock der Diagnosemitteilung zu unterschiedlichen Reaktionen, hinter denen sich oft Angst und Trauer verbergen.

> »Aber warum waren Mama und Papa so traurig? Wahrscheinlich, weil sie ANGST hatten. Sie hatten Angst, dass ich nie ganz gesund sein würde. Sie hatten Angst, dass ich nicht gut laufen, sprechen oder rechnen können würde. Sie hatten Angst, dass ich keine Freunde haben würde. Sie hatten Angst, dass ich, wenn ich groß bin, nie selbständig sein würde. Und dass mich nie jemand lieben und heiraten würde. Meine Mama und Papa hatten Angst, dass ich nie glücklich sein könnte. Und dass sie nie wieder lachen würden. In Wirklichkeit hatten sie ANGST vor dem Unbekannten und vor dem Unwissen.« (Faye 2014, S. 22ff.)

Die mit dieser emotionalen Extremerfahrung verbundenen Gefühle sind durchwegs solche, die schmerzhaft und unerwünscht sind. Eltern beschreiben ihre Gefühle oft als Fall ins Bodenlose, als Erstarrung, als Unfähigkeit zu denken oder andere körperliche Sensationen. Sie sind Ausdruck der Fassungslosigkeit darüber, dass zwischen dem vorgestellten und dem erhaltenen Kind eine ganze Welt liegt. Heike Schultz berichtet vom Kollabieren ihres Mannes bei der Diagnosemitteilung und schreibt:

> »Der Schmerz über den Verlust unseres ›Wunschkindes‹ war damals überwältigend groß. Wir konnten uns ein Morgen und Übermorgen überhaupt nicht mehr vorstellen. Die Zukunft schien zerbrochen.« (2006, S. 31)

Für die meisten Eltern bedeutet dieser Moment eine schwere narzisstische Kränkung, oftmals verbunden mit Schuldgefühlen oder Bestrafungsphantasien (vgl. Niedecken 1993, S. 14ff.). Ein gesundes Kind gibt seinen Eltern narzisstische Zufuhr und Selbstbestätigung in Bezug auf ihre Elternschaft. Deren Entbehrung erschwert die Entwicklung sicherer Eltern-Kind-Beziehungen und ein Einfühlungsvermögen in das Kind von Beginn an. Das kann dazu führen, dass kindliches Verhalten von Anfang an nicht verstanden oder falsch gedeutet wird. Eltern, die das Glück hatten, bereits im Vorfeld ein positives Bild von Menschen mit Down-Syndrom verinnerlicht zu haben, ist es leichter möglich, sich der anfänglichen Angst zuversichtlicher zu stellen. Die Mehrzahl der Eltern hat bis zu diesem Zeitpunkt keine oder wenig erbauliche Erfahrungen mit dem Down-Syndrom sammeln können, sodass ihnen in dieser Phase eine glückliche Zukunft als Familie mit einem einzigartigen, liebenswerten, sensiblen Kind nicht vorstellbar ist. Sie benötigen Menschen um sich, die ihre tiefen Gefühlsregungen und die damit verbundenen, oft sehr unterschiedlich ausfallenden Reaktionen annehmen und nachvollziehen können. Viele Eltern sind erleichtert, wenn sie in einem verstehenden und nicht verurteilenden Gegenüber von ihren Gedanken berichten können, das Kind möge sterben.

> »›Vielleicht übersteht sie es ja auch nicht. Wer weiß, ob sie morgen noch lebt.‹ (...) Ich bin nicht stolz auf meine Gedanken in dieser ersten Nacht in Yantis Leben. Sie waren eben da. Und auf eine schwer zu fassende Art halfen sie mir, die Situation anzunehmen.« (Körner 2019, S. 26)

Solche Todeswünsche sind normal und weit verbreitet, wie viele Elterngespräche und Berichte zeigen. Wenn sie anerkannt werden können und nicht verleugnet werden müssen, sodass eine bewusste Auseinandersetzung möglich wird, werden sie später nicht unbewusst zerstörerisch wirksam. Sich in einem Trauerprozess den eigenen schier unerträglichen Gefühlen zu stellen und sie als Teil der eigenen Geschichte anzuerkennen, ist psychische Schwerstarbeit. Für

Turinsky liegt der Unterschied zu anderen Formen der Trauer »in der wesentlichen Tatsache, dass nicht der Tod des geliebten Objekts zu betrauern ist, sondern vielmehr seine radikale, fortdauernde Andersartigkeit« (Turinsky, 2006, S. 69). Für sie besteht die existenzielle Herausforderung an die Eltern darin, trotz der Trauer über den Verlust des Wunschkindes ihre Liebe zu ihm aufrecht zu erhalten:

> »Die enorme Entwicklungsaufgabe, die darin enthalten ist, liegt also einerseits darin, allmählich und angepasst an die individuellen Möglichkeiten den Verlust zu betrauern und andererseits die nicht veränderbare Realität zu integrieren.« (ebd., S. 73)

Zum emotionalen Ausnahmezustand gesellen sich Fragen und Unsicherheit bezüglich der familiären Zukunft, der Gesundheit und Entwicklung des Kindes, möglicher finanzieller Belastungen, gesundheitspolitischer Unterstützung sowie sozialer Akzeptanz oder Stigmatisierung.

Sofern pränataldiagnostische Untersuchungen zum Einsatz kommen, werden manche Eltern bereits während der Schwangerschaft mit der Diagnose konfrontiert. Die Begegnung mit einem völlig anderen Baby als dem vorgestellten findet bereits im Mutterleib statt. Die meisten Eltern in den westlichen Industriestaaten entscheiden sich aus unterschiedlichen bewussten und unbewussten Motiven für eine Beendigung der Schwangerschaft in Form eines Spätabbruchs. Diese Form der gesellschaftlich weitgehend akzeptierten Form der Eugenik nährt die Illusion, ein Leben ohne Leid schaffen zu können (vgl. Hinsberger 2014, S. 90f.; Körner 2019, S. 156f.).

Ein Elternpaar sucht in der 22. Schwangerschaftswoche die Down-Syndrom Ambulanz zur interdisziplinären Pränatalberatung auf. Sie haben nach der Amniozentese erfahren, dass sie ein Mädchen mit Down-Syndrom erwarten, und möchten sich informieren. Beide sind über 40 Jahre, können sich einen Spätabbruch nicht vorstellen, wenngleich sie noch nicht ganz entschieden sind. Im Gespräch wird neben Informationen zum Down-Syndrom den begleitenden Gefühlen viel Raum gegeben. Die Mutter hat Angst, aufgrund ihres Alters nicht erneut schwanger werden zu können, nachdem bereits diese Wunschschwangerschaft, in der sie sich bis zur Befundbesprechung sehr gut gefühlt hatte, länger auf sich warten ließ. Sie äußert auch die Phantasie, als Strafe für eine Schwangerschaftsunterbrechung später nicht mehr schwanger werden zu können. Ihr Mann ist beruflich sehr engagiert und sie befürchtet, alleine und isoliert mit dem Baby zu sein. Sie ist aber sicher, dass sie mit ihm gut umgehen können wird.

Den Vater belastet, dass sich seine Familie, die er noch nicht informiert hat, aus Enttäuschung über ein behindertes Enkelkind zurückziehen und keine Unterstützung geben könnte. Er fühlt sich als Versager, weil er die großelterlichen Erwartungen nicht erfüllen kann, weil sein Kind den imaginären Kindern in den Köpfen der Großeltern so gar nicht entspricht. Er ist bezüglich einer Zukunft mit dem Baby viel unsicherer als seine Frau.

Im Gespräch höre ich zu, nehme die angesprochenen Gefühle an und versichere, dass solche Gedanken zu diesem Zeitpunkt ganz adäquat seien. Ich spreche mögliche Enttäuschung, Wut und Traurigkeit an, was die Eltern erleichtert bejahen. Ich bemerke auch, in welch schmerzhaften Auseinandersetzungsprozess sie sich jetzt während der lang ersehnten Schwangerschaft geworfen finden. Diese Herausforderung haben andere Eltern erst nach der Geburt zu bewältigen. Ein Folgetermin wird meinerseits angeboten, den die Eltern, die sich bereits nach dem Erstgespräch für ihr Kind entscheiden, erst nach der Geburt des Babys wahrnehmen.

Der Abschied vom Wunschkind und die damit verbundene Auseinandersetzung mit dem Fremden im eigenen Kind, der sich alle Eltern ihrem Neugeborenen gegenüber stellen müssen, sind bei Babys mit Down-Syndrom meist ein längerer Prozess. Ein Zulassen und Bewusstmachen aller damit verbundenen Gefühle sind wichtig. Sie mit Menschen zu teilen, die diese Gefühlsabgründe aushalten, kann dabei sehr hilfreich sein. Auch Gespräche im Rahmen einer Erstvorstellung in der Down-Syndrom Ambulanz erfüllen diese haltende und aufnehmende Funktion (vgl. Bion 1992; Winnicott 1984). Es gibt auch Entwicklungen in Familien, die, getragen vom Verstehen für die individuelle Situation der Eltern, zu ungewöhnlichen Lösungen führen:

Die junge Mutter der zwei Monate alten Mia kommt zum Erstgespräch zu mir. Ihr Baby ist seit zwei Wochen im Säuglingsheim, was ihr große Konflikte bereitet. Sie schildert, dass sie und ihr Partner noch studieren und das Kind nicht geplant war. Die Mutter betont immer wieder, dass sie ihren Partner nicht verlieren möchte. Sie denkt, dass diese Gefahr gegeben sei, wenn sie Mia behalten würden, ist aber der Fremdunterbringung gegenüber sehr ambivalent eingestellt. Immer wenn sie ihre Tochter besucht, liegt sie allein in ihrem Bettchen. Sie erzählt, dass Mias rascher Transfer gleich nach der Geburt in eine neonatologische Abteilung eines anderen Krankenhauses ein Schock für sie gewesen wäre. Dieser wurde durch die Mitteilung des Diagnoseverdachts und dessen Bestätigung vertieft. In der Folge sei es ihr bei den Besuchskontakten während des dreiwöchigen Aufenthalts in der Neonatologie, die kurze Zeit danach zu Hause und bei den Besuchen im Heim nicht gelungen, einen guten Kontakt zu ihrer Tochter aufzubauen. Sie fürchtet, so ein krankes Kind sei eine zu große Verantwortung für sie und ihren Partner, die sie nicht tragen könnten. Auch würde Mia in der Institution die notwendigen Therapien bekommen. Sie äußert die Hoffnung, das Baby würde sterben, weil es so krank sei, und fühlt sich deswegen sehr schuldbeladen. Immer wieder betont sie, dass sie wisse, die Heimsituation sei für Mia nicht förderlich. Sie wünschte, jemand aus ihrer Familie würde sie übernehmen. Dies sei aber ganz unrealistisch, weil sich ihre Mutter, eine kühle, distanzierte Frau, nur um sich selbst sorge und ihren eigenen Interessen nachgehe, anstatt sie zu unterstützen. Ganz im Gegenteil werfe sie ihr die Fremdunterbringung des Enkelkindes vor, ohne es einmal besucht zu haben.

Ich halte fest, dass es sehr schwierig für sie sei, sich um ihr behindertes Mädchen zu kümmern, wenn sie sich selbst von ihrer eigenen Mutter nicht genügend wahrgenommen und versorgt fühlte und fühlt. Sie meint, wenn ihr Partner nur wolle, würde sie Mia wieder ganz nach Hause nehmen, aber sie wolle ihn keineswegs verlieren. Sie wolle auch das Beste für ihre Tochter, sei verwirrt, wisse nicht ein noch aus. Am Ende des Gesprächs spreche ich davon, dass nicht sofort eine endgültige Entscheidung getroffen werden müsse. Ich spreche die Möglichkeiten einer Pflegefamilie oder einer Adoption mit ihren Vorteilen gegenüber der institutionellen Fremdunterbringung an und lade zum nächsten Gespräch beide Eltern ein.

Der junge Vater erscheint zutiefst verzweifelt. Er erzählt sogleich sehr offen von seiner Unmöglichkeit, zu seiner Tochter in liebevollen Kontakt zu treten. Er möchte sie nur weghaben, was er zugleich als eine ihn ängstigende, ich-fremde Reaktion empfindet. Dies sei umso befremdlicher, als er doch geradezu prädisponiert sei, sich um andere zu kümmern. Er habe sich, seit er denken könne, um seine psychisch und körperlich schwer kranke Mutter kümmern müssen, mit der er alleine aufgewachsen ist. Bereits als Vorschulkind sorgte er sich oft um ihr Befinden und musste bei Verwandten Hilfe holen. Er habe auch Erfahrung mit Behinderungen, weil er sich nach der Matura für den Zivildienst entschied. Dort hatte er auch Kontakt mit erwachsenen Menschen mit Down-Syndrom. Daher verstehe er seine Gefühle überhaupt nicht. Er wolle das Beste für Mia, könne aber selber nicht für sie sorgen. Ich antworte, dass mir seine Reaktion nur allzu verständlich sei, denn er sei in viel zu jungen Jahren völlig überfordert gewesen. Durch die Sorge um seine Mutter sei er ihr gegenüber in eine Elternposition gekommen. Jetzt habe er das Gefühl, schon genug Verantwortung getragen und genug Ängste ausgehalten zu haben. Die Erfahrungen beim Zivildienst können das Gefühl, sich nicht mehr kümmern zu können und wollen, nicht aufheben. Der Vater fühlt sich nach dieser Rückmeldung erleichtert und verstanden und muss die Zurückweisung seines Kindes nicht mehr als so fremd erleben.

In mehreren weiteren Gesprächen bekräftigen die Eltern ihren Entschluss, nicht mit Mia leben zu können. Die Einsicht des Vaters führt zu keiner emotionalen Änderung, die nur durch einen längeren psychotherapeutischen Prozess erreicht werden könnte. Es wird beiden Eltern aber möglich, über Alternativen zum Heim zum Wohl ihrer Tochter nachzudenken. Diese kommen ihrem Bedürfnis entgegen, Mia möglichst gute Bedingungen für ihr Heranwachsen angedeihen zu lassen. Sie kommt mit einem halben Jahr zu einer Pflegefamilie, zu der es Besuchskontakte gibt. Die Eltern planen eine Psychotherapie zu beginnen, um das Geschehene aufarbeiten und integrieren zu können.

Auch hier gelingt es der Beratung, Gefühle aufzunehmen, auszuhalten, sie gemeinsam anzusehen. Der Entschluss der Eltern, nicht mit ihrem Kind leben zu wollen, den sie nach langen, schmerzhaften Auseinandersetzungen fassten, wird ohne Vorwürfe akzeptiert. Für das Kind wird in der Pflegefamilie eine Lebensform gefunden, die stabile Beziehungen zu konstanten Bezugspersonen gewährleistet, im Gegensatz zu ständig wechselndem Personal im Heim.

Imaginäre Kinder tragen nicht nur die werdenden Eltern in sich, sondern auch Großeltern, Geschwister und andere nahe Angehörige. Die Geburt eines behinderten Kindes stellt eine Herausforderung für das ganze Bezugssystem dar. Beratung für Angehörige bietet eine wichtige Stütze, damit diese wiederum den Eltern eine adäquate Unterstützung sein können.

Der Großvater des einmonatigen Gabriel vereinbart den Beratungstermin, zu dem er mit der Großmutter und zwei Tanten kommt. Das Elternpaar ist darüber nicht informiert, weil die Familie nicht möchte, dass sie zusätzlich zur Behinderung auch noch mit den Sorgen der Angehörigen belastet werden. Der aktive Großvater ist auf seinen umfangreichen Recherchen im Internet, die er gleich nach der Geburt des Enkels begann, auf die Down-Syndrom Ambulanz gestoßen. Er bezeichnet sich selbst als Realisten, der dem Paar alle Information und alle Unterstützungs- und Therapieangebote geben will. Die Großmutter ist tief erschüttert und äußerte gleich zu Beginn ihre Enttäuschung über Gott, der den Eltern ein behindertes Kind geschenkt hat. Sie bemerkte aber gleichzeitig, wie süß ihr kleiner Enkelsohn sei. Einer der beiden Tanten ist durch ihre Arbeit im Medizin-nahen Bereich das Down-Syndrom nicht fremd. Sie beschäftigt aber, dass sie auf Grund ihrer beruflichen Verpflichtungen wenig zeitliche Unterstützung anbieten werde können. Die andere überlegt, wie sich die veränderte Situation auf ihre eigenen Kinder auswirken würde, die sich schon so auf den Baby-Cousin gefreut hätten.

Im gemeinsamen Gespräch findet diese Familie Zeit und Raum, sich über ihr Entsetzen, ihr Hadern mit Gott, ihre Ängste, ihre Umtriebigkeit und Unsicherheit darüber, wie die Eltern mit den äußeren und inneren Belastungen umgehen würden, auszutauschen. Es ist auch wichtig zu erarbeiten, wie und in welcher Form sie ihre Hilfe anbieten könnten. Die Bereitschaft zu familiärem Engagement soll nicht dazu führen, die Eltern zu überfahren oder zu bevormunden. Sie brauchen genügend Zeit, sich selbst zu orientieren und zu organisieren. Ich spreche an, dass ich es als günstig erachten würde, über den Ambulanzbesuch bei Gelegenheit zu sprechen und ihn nicht zu tabuisieren. Er kann als Abhilfe in einer Zeit eigener Unsicherheit und Not dargestellt werden. Gabriels Mutter wendet sich über ein Jahr später mit einer speziellen medizinischen Frage an unsere Ärztin, da sie sich sonst mit ihm in einer Frühförderstelle gut betreut fühlt.

Down-Syndrom im Rahmen einer Kinderwunschbehandlung

Eine besondere Diskrepanz zwischen dem Wunschkind und dem Baby mit Down-Syndrom stellt sich bei Schwangerschaften nach künstlicher Befruchtung ein (vgl. Lebersorger 2022a, S. 52ff.). Die im Deutschen verwendeten Ausdrücke »Wunschkind«, »Wunscheltern«, »Kinderwunschklinik« und »Kinderwunschbehandlung« suggerieren den Eltern, nach langem Warten und körperlichen, psychischen und ökonomischen Belastungen am Ende ein Kind, das ihren Vorstellungen entspricht, zu erhalten (vgl. Binder-Klinsing 2014,

S. 152). Immer wieder entscheiden sich Eltern nach dem Einsatz assistierter Reproduktionstechnologien aber aus unterschiedlichen Motiven für ihr Baby mit Down-Syndrom und gegen einen Spätabbruch.

Nach einer Kinderwunschbehandlung kommen Eltern zur Pränatalberatung, die durch die Pränataldiagnostik von der Trisomie 21 ihres Babys erfahren haben. Sie sind niedergeschlagen und sehr irritiert, da die künstliche Befruchtung, so wie bereits bei ihrer dreijährigen Tochter, gleich beim ersten Behandlungszyklus zur Schwangerschaft geführt hat. Trotz Zukunftsängsten haben sie sich für ihr Baby entschieden, weil sie keinen Unterschied zwischen ihren beiden Kindern machen möchten. Sie berichten, dass ihr Nachdenken sie zu der Erkenntnis gebracht hat, dass sie ihrer Erstgeborenen gegenüber, die schon vom Baby spricht, später keine Erklärung für diesen Schritt hätten. Im Beratungsgespräch können die Eltern ihre Gefühle äußern, besonders ihre Enttäuschung gegenüber einer Methode, der sie so sehr vertrauten. Sie erfahren von uns, dass sie nicht allein sind und dass sich auch andere Familien nach assistierter Zeugung für ihr Kind mit Down-Syndrom entscheiden.

So wie auch die Eltern von Zwillingen nach künstlicher Befruchtung, die sich über die Schwangerschaft, welche sich erst im vierten Behandlungszyklus einstellt, anfangs sehr freuen. Nach der Pränataldiagnostik erfahren sie, dass ein Zwilling Down-Syndrom hat und dass es die Möglichkeit eines Fetozids für dieses Babys gibt. Diese Abtötung eines Kindes im Mutterleib ist jedoch mit dem Risiko verbunden, dass es zu einer Fehlgeburt beider Kinder kommt. Obwohl sie noch unsicher sind, wie sie zwei Babys mit einer solchen zusätzlichen Herausforderung schaffen werden, entscheiden sie sich für beide Kinder, weil sie deren Leben schützen möchten.

Für manche Eltern ist es zu schmerzhaft, sich mit den belastenden Gefühlen auseinanderzusetzen, besonders wenn ihnen kein Gegenüber zur Verfügung steht, das mit ihnen die traurigen und wütenden Gefühlszustände aushält. Wenn es aus individuell verstehbaren

Gründen nicht gelingt, positive und negative Gefühle dem Kind gegenüber anzuerkennen und zu integrieren, wird es oft ausschließlich mit positiven Eigenschaften verbunden. Dies kann eine Abwehr in Form von Idealisierung, Verleugnung oder Verkehrung ins Gegenteil darstellen, die in der Adoleszenz zu großer Irritation der Eltern führen kann, wenn Probleme auftreten (vgl. Lebersorger 2021). Manche Eltern erleben ihr Kind ausschließlich als Beglückung, die ihr Leben verändert und bereichert hat. Dieser Haltung geht meist mit einer eingehenden Auseinandersetzung mit dem Down-Syndrom und seinen Herausforderungen einher.

Besonders Pränatalberatungen, in denen es um die existenzielle Entscheidung Leben oder Tod des Ungeborenen geht, sind für das Team der Down-Syndrom Ambulanz emotional sehr herausfordernd. Für professionelle Beratung ist eine Auseinandersetzung mit der eigenen Haltung zum Down-Syndrom, zur Pränataldiagnostik, zur Reproduktionsmedizin, zu Eltern, die sich für ihr Kind entscheiden, aber auch zu jenen, die nach der Pränatalberatung einen Spätabbruch vornehmen, unerlässlich. Austausch und Besprechungen im Team bieten dazu wichige Reflexionsräume. Bei der Pränatal-, aber auch jeder Erstberatung nach der unerwarteten Geburt eines Babys mit Down-Syndrom berühren uns die heftigen Gefühle der Eltern, finden in uns Resonanz und werden in haltgebende Worte gefasst. Je nach unserer individuellen Vorerfahrung bewegen uns die Schicksale und Belastungen der Familien in unterschiedlicher Art und Weise, weshalb die Haltefunktion des Teams von besonderer Bedeutung für uns ist. Jede neue Begegnung wird von beiden Seiten durch tief verinnerlichte Beziehungserfahrungen mitgestaltet. Auch in professionelle Beziehungen fließen solche Muster ein. So treten uns Eltern mit verschiedenen bewussten und unbewussten Erwartungen gegenüber, wie Wünsche, von uns Lösungen, Zuversicht, Entlastung oder Vergebung zu erhalten. Diese wiederum lösen Gefühle von Hoffnung, Traurigkeit oder Versagen in uns aus. Der psychodynamische Zugang bezieht die Gefühle der Eltern und jene, die in den Beraterinnen auftreten, zum Verständnis der jeweiligen Situation mit ein.

2. Kapitel
1 – 2 – 3 – los!

»Als hätte sie meinen Blick gespürt, öffnete meine Tochter plötzlich ihre Augen, schaute mich an, als wäre sie die ganze Zeit über wach gewesen. Merkwürdig unverwandt, beinahe, als wollte sie mir ihr Geheimnis preisgeben. Mit Augen unter schrägen Lidern hielt sie meinem Blick stand, mehr noch, was im Grunde gar nicht sein konnte: Yanti fokussierte mich. In ihrem Blick lag eine Antwort und zugleich auch eine Frage, die entscheidend war: ›Und, was sagst du jetzt?‹, las ich in ihren Augen. ›Was machen wir daraus?‹«

Körner 2019, S. 18

Start ins Leben

Wie alle Neugeborenen benötigen Babys mit Down-Syndrom die Liebe, Zuwendung und Fürsorge ihrer Familie, um ein Grundgefühl des Vertrauens in ihre Bezugspersonen und die Welt, die sie umgibt, zu verinnerlichen. Erikson (1992) spricht vom »Urvertrauen«, einem Begriff, der Einzug in die Alltagssprache gefunden hat. Die meisten Eltern berichten, wie eng verbunden sie sich bald nach dem Schock mit ihrem Baby fühlen. Es bedarf psychischer Arbeit, das Baby als Teil von sich zu erleben, eine tiefe Liebe zu ihm zu empfinden und sich dabei gleichzeitig mit der die Beziehung begleitenden Trauer und Unsicherheit auseinanderzusetzen. Im Baby entwickeln sich erste verinnerlichte Bilder von sich selbst, die sich zu seinem Ich verbinden, wenn die Eltern in liebevoller Bezogenheit seine Bedürfnisse wahrnehmen, seine Blicke erwidern, seine Reaktionen spiegeln, variieren und träumerisch mit ihm verbunden sind. Diese Entwicklung wird durch elterliche Phasen der Angst und Traurigkeit bezüglich seiner Zukunft und der der Familie nicht beeinträchtigt, wenn die positiven Erfahrungen überwiegen. Im Gegenteil, das Erleben von verschiedenen Gefühlen der Eltern ermöglicht Entwicklung und vermittelt dem Baby, dass das Leben nicht nur fröhliche Seiten hat und Traurigkeit gemeinsam ausgehalten werden kann. Dies bildet eine wichtige verinnerlichte frühe Erfahrung für die Zeit in seinem Leben, in der es sich selber mit seinem Sein und der Traurigkeit, wenn es auf Grenzen stößt, auseinandersetzen wird.

Fast alle älteren Geschwister wenden sich dem Neuankömmling neugierig zu, auch wenn ihm gegenüber eine ganz natürliche Zwiespältigkeit besteht, wie in Kapitel 12 ausführlich beschrieben wird. Dies wiederum führt beim Baby zu aktiven Kontaktwünschen und enger Bezogenheit auf seine Geschwister. In manchen Eltern-Kind-Beziehungen verschwindet die Traurigkeit nicht, und es stellt sich vor allem bei Müttern eine postpartale Depression ein, die einer psychotherapeutischen Behandlung bedarf. In einer Eltern-Säuglings-Psychotherapie haben nicht nur alle Gefühle und Phantasien Platz, sie werden gemeinsam ausgehalten und in Zusammenhang mit den nonverbalen Reaktionen und Signalen des Babys gebracht, denn, so Fiala-Preinsperger: »Ich verstehe mehr, als ihr denkt.« (2020, S. 161f.)

Die Eltern des drei Wochen alten Tim kommen in die Ambulanz, nachdem bereits ein Kontakt mit der Ärztin auf der Geburtenstation stattgefunden hat. Die Mutter hält ihn liebevoll im Arm, während Tränen über ihre Wangen rollen. Tims Blick ist lebhaft und sucht den ihren. Sie blickt ihn immer wieder kurz an und meint tief verzweifelt, keine Freude mehr im Leben mit so einem kranken Kind empfinden zu können. Trotzdem ist ihr erster Impuls nach Tims Geburt, ihn wegzugeben, in den Hintergrund getreten. Tims Vater wird seine Arbeit im Ausland bald wieder aufnehmen und kann seine Familie daher nicht kontinuierlich unterstützen. Er äußert, dass er für seinen Sohn sorgen will und nicht möchte, dass er wegkommt. Die Mutter weiß nicht, wie sie es ohne ihn mit einem kranken Kind und ihrer älteren Tochter schaffen soll. Obwohl den Eltern bereits beim Erstkontakt ausführlich erklärt wurde, dass Tim erfreulicher Weise organisch gesund ist, hat die Mutter dies noch nicht verinnerlicht. Ich biete ihr psychotherapeutische Gespräche mit Tim an, und wir organisieren eine aufsuchende Unterstützung. Tims ältere Schwester, die zu einem der Folgetermine mitkommt, ist ihrem Baby-Bruder sehr zugewandt. Ihre und meine positiven Blicke auf den sich gut entwickelnden Tim, die Erfahrung, nicht allein zu sein und gehalten zu werden, verändern den mütterlichen Blick allmählich und die depressiven Momente treten in den Hintergrund.

Eine besondere Herausforderung besteht, wenn das zusätzliche Chromosom 21 zu Fehlbildungen geführt hat, beispielsweise des Herzens oder des Verdauungstraktes. Dann kommt zur Besonderheit der genetischen Ausstattung eine Erkrankung hinzu, die einer Behandlung bedarf. Oft wochenlange Aufenthalte auf einer Neugeborenen-Intensivstation oder notwendige frühe Operationen erschweren die Bildung des Urvertrauens. Für die meisten Eltern ist die Vorstellung einer Operation am offenen Herzen ihres Babys mit überwältigenden Phantasien und großer Sorge verbunden. Für die Säuglinge bedeutet sie viele notwendige, meist invasive Untersuchungen, die ihre Körpergrenzen verletzen, mit existentieller Angst verbunden sind und zu medizinischer Traumatisierung führen können (vgl. Besser 2004, S. 178). Solche vorsprachlichen Erlebnisse von Überwältigung und Ohnmacht prägen sich in ihr Körpergedächtnis ein. Ihnen kann im späteren Leben eine besondere Bedeutung zukommen, wenn es um Autonomiebestrebungen geht, wie ich im Kapitel 3 darstelle. Vorsprachlich unintegrierte Erfahrungen können später auch im Verhalten ausgedrückt werden oder zu Symptomen führen (vgl. Bürgin 2022, S. 21; Gurschler 2021, S. 42f.; Lebersorger 2022b, S. 42ff.; Solomon 2013, S. 225; Wilken, M. 2021, S. 54ff.). So aufregend und schmerzhaft die Zeiten des Wartens auf eine Operation, des Bangens und Hoffens auf deren positiven Verlauf und der notwendigen Abwehr von Todesängsten und -wünschen sind, so wichtig ist es, sie später in die Lebensgeschichte eines Kindes mit oder auch ohne Down-Syndrom zu integrieren. Dazu ist es hilfreich, die Operationsnarbe nicht vergessen zu machen, sondern zu benennen, sodass sie Teil der eigenen Lebensgeschichte werden kann. Wenn Eltern ihrem Kind, sobald es älter ist, erzählen, wie aufregend die Zeit rund um die Operation im Spital war, vermag es Verbindungen zu einer vorsprachlichen Erfahrung herzustellen, für die es damals selbst noch keine Begriffe hatte. Zu weiteren eindringenden Erlebnissen eines Babys mit Down-Syndrom zählen die regelmäßigen Blutabnahmen, um möglichen Erkrankungen, die gehäuft bei Trisomie 21 auftreten, vorzubeugen. Babys und Kleinkinder müssen dabei fixiert werden, um durch ihre motorische Abwehr das Finden einer geeigneten Vene nicht zu verunmöglichen. Solche notwendigen Untersuchungen und auch allfällige Kontrolltermine nach Operationen haben ein traumatisches Potenzial, wenn sie nicht emotional gut begleitet sind (vgl. Besser 2004, S. 177ff., Lebersorger, 2023, S. 22ff.). Da Blutkontrollen auch im späteren Leben regelmäßig empfohlen werden, verhindert ein sicherer Rahmen von Beginn an eine stete Re-Traumatisierung. Das Team der Down-Syndrom Ambulanz hat einen Down-Syndrom-Gesundheitspass entwickelt, der alle Untersuchungen in der jeweiligen Lebensphase umfasst.[3]

Emilys Eltern stellen für ihre eineinhalbjährige Tochter bei einer Kontroll-Blutabnahme einen solchen sicheren Rahmen her. Emily wurde mit drei Monaten am Herzen operiert und hat somit bereits sehr früh schmerzhaft-eindringende Erfahrungen gemacht. Bevor sie ihre Mutter auf die Untersuchungsliege legt, kündigt sie Emily, die auf ihrem Schoß sitzt, an, dass jetzt wieder ein »Aua« kommen würde, damit sie gesund bleibe. Emily macht große Augen und blickt die Mutter, die in der Folge ihre Beine hält und mit ihr beruhigend spricht, die ganze Zeit über an, außer, wenn Emilys Vater, der an ihrem Kopfende steht, sie sanft streichelt und ein rhythmisches Kinder-

3 http://www.down-syndrom-ambulanz.at/index.php/aktuell/27-gesundheitspass [15.11.2020].

lied singt, bei dem er ihr von Zeit zu Zeit aufs Näschen tippt. In der Zwischenzeit nimmt die Ärztin, assistiert von der Krankenschwester, Blut aus ihrem Handrücken ab, und Emily bleibt dabei ruhig. Sie ist über tiefe, beruhigende Blicke mit ihren Eltern verbunden. Ich melde beiden danach zurück, welch sicheren Halt sie ihrer Tochter gegeben und sie dadurch unterstützt haben, Schmerzhaftes zu ertragen. Die Mutter meint erfreut, sie habe das von Beginn an so gemacht.

Wenn Eltern Angst vor Untersuchungen oder Injektionen haben, sind sie meist selbst als Kinder nicht ausreichend genug gehalten worden. Sie benötigen Hilfe, damit sie ihrem Kind eine Stütze sein können. Ein Erklären, wie wichtig es sei, ihr Kind, selbst wenn es noch ganz klein ist, auf Untersuchungen und Behandlungen vorzubereiten und ihm zu vermitteln, dass ein kurzer Schmerz gemeinsam ausgehalten werden kann, ist dabei oft zu wenig. Es wäre ideal, sich mit den Eltern über ihre eigenen Ängste auseinanderzusetzen, kommt in der Praxis aber oft aus Zeitgründen zu kurz. Wenn Kinder viele emotional überfordernde Eingriffe erleben, bei denen sie zu wenig elterlich gehalten und von fremden Personen fixiert sind, wird eine Angst vor Überwältigung verinnerlicht, was altersgemäße Reaktionen auf Untersuchungen verhindert und zu grundlegender Verweigerung führen kann (vgl. Kapitel 3).

Neben familiärer Geborgenheit benötigt das Baby in den ersten Lebenswochen und -monaten je nach seiner Konstitution physiotherapeutische und logopädische Diagnostik, die Kontrollen in größeren Abständen oder regelmäßige Therapietermine zur Folge haben. Kindgemäße funktionelle Therapie schafft einen Entwicklungsraum, der sich am Entwicklungsstand des Babys orientiert, es anregt, aber nichts erzwingt. Leider gibt es auch funktionell-therapeutische Ansätze, die eine Methode über das Baby stülpen, was Frustration und frühe Verweigerung zur Folge haben kann. Es ist in solchen Situationen für Eltern nicht einfach zu erkennen, welche Maßnahmen für die gesunde Entwicklung ihres Babys unerlässlich sind und was ihm daher zugemutet werden muss, auch wenn es sich um eine unangenehme Erfahrung handelt, beziehungsweise wo sie ihr Kind vor unzumutbarer

Anforderung schützen können. Oft ist in einer solchen Situation eine zweite Meinung hilfreich. Für Eltern ist es ein schmerzhafter Prozess, sich bewusst zu machen, dass das Down-Syndrom selbst durch das beste Angebot an Therapie und Förderung nicht verschwindet.

Es gilt immer abzuwägen, wie viel an Unterstützung zum jeweiligen Zeitpunkt entwicklungsfördernd ist. FrühförderInnen sind diesbezüglich durch ihren großen Erfahrungsschatz für Eltern und Kleinkind wertvolle BegleiterInnen. Sie und die TherapeutInnen des Kindes werden in den ersten Lebensjahren zu wichtigen Bezugspersonen. Auch diesbezüglich gilt es zu spüren, wie viele verschiedene neue Beziehungen förderlich sind und wo die Überforderung beginnt. Für Eltern stellt jeder Termin eine zusätzliche Herausforderung dar. Für alle Förderansätze gilt: So viel wie nötig, so wenig wie möglich. Der Wunsch, durch möglichst viel Förderung das Down-Syndrom und die mit ihm verbundenen Gefühle ungeschehen zu machen, ist zutiefst nachvollziehbar, benötigt aber ein Bewusst-Werden, um beim Kind in Folge nicht eine Ablehnung aller Angebote auszulösen.

Essen, Genießen und Beruhigung

Der Nahrungstrieb, der sich durch Hunger, Appetit oder Sättigung äußert, gehört zu den Lebenstrieben, so wie auch der Sexualtrieb. Ab der Abnabelung des Babys ist Essen überlebensnotwendig. Der Saugreflex ermöglicht dem Neugeborenen, sofort Nahrung aufzunehmen. Ist bei einem Baby aufgrund seiner Unreife der Saugreflex noch nicht auslösbar oder treten Fütterungsprobleme auf, kann es zu großer Verunsicherung bei seinen Eltern kommen. Im ersten Lebensjahr sind die Nahrungsaufnahme und ein damit verbundenes gutes Gedeihen des Babys zentral. Da der Mundraum im ersten Lebensjahr eine so dominante Rolle einnimmt, wird diese Zeit auch »orale Phase« genannt (vgl. Freud 1905).

Eng mit der Ernährung durch Stillen oder Füttern sind auch das Genießen der Nahrung und Beruhigung durch sie verbunden. Wenn das Baby beginnt, an seinem Daumen, seinem Fäustchen oder an Gegenständen zu nuckeln, wird beides auch ohne Nahrung aufzunehmen erreicht. Idealer Weise nimmt es einen auf die Größe seines Mundraums abgestimmten Schnuller. Er ermöglicht ihm lustvolles Saugen, Lutschen und Spielen. Zum Schnuller wird meist eine ganz enge Beziehung aufgebaut, und er vermag meist auch weit über das erste Lebensjahr hinaus zu trösten, zu beruhigen und Trennungen ertragbar zu machen. Im Gegensatz zu den Fingern ist der Schnuller ein Objekt, von dem später die Entwöhnung leichter erfolgen kann, als vom Lutschen am eigenen Körper.

Ab dem zweiten Lebensjahr ist es wichtig, dass das Kind langsam neben dem Essen und dem Schnuller auch andere Formen des Lustgewinns, des Trostes und des Spannungsabbaus für sich entdeckt. So können trostspendende Objekte – wie Lieblingsstofftiere oder Kuscheldecken, Beruhigung durch Sprache, Aktivität oder Spiel – angenehme Gefühle schaffen und eine Spannungsregulation durch Essen zunehmend in den Hintergrund treten lassen. Dabei ist es wichtig, die Bedeutung des Schnullers anzuerkennen und ihn nicht einfach wegzunehmen, sondern ihn Schritt für Schritt durch reifere Formen der Beruhigung abzulösen. Dasselbe gilt für das Abstillen, das in diesem Alter ebenfalls eine vorwiegend beruhigende und tröstende Bedeutung hat. Auch hier sind verbale Vorbereitung und Begleitung, Anbieten einer anderen Form von Trost und Verständnis dafür, dass manche Kinder mit Protest reagieren, wesentlich. Beruhigung in Form von Essen oder Naschereien fördern das Verharren im oralen Modus.

Für die Entwicklung ist es förderlich, nicht auf der oralen Stufe stehenzubleiben, beziehungsweise auf sie zurückzufallen, sobald es im späteren Leben Konflikte oder Frustration zu bewältigen hat. Eine solche Fixierung oder Regression auf diese frühe Phase im Leben macht es übrigens so schwer, Essstörungen zu behandeln.

Oralität bleibt aber für das ganze Leben bedeutsam, wie im genussvollen Essen und in den oralen Formen unserer Sexualität. Daher braucht es bei Verliebtheit kaum Nahrung, denn Küsse machen satt!

Oralität und Down-Syndrom

In vielen Familien herrschen in den ersten Lebenswochen und -monaten Verunsicherung und Trauer. Verunsicherung, die die Diagnose, oft aber auch zusätzliche Herausforderungen wie Frühgeburtlichkeit oder Herzfehler, mit sich bringen. Trauer darüber, dass sich das Baby von den elterlichen Wünschen unterscheidet. Verfügt das Baby mit Down-Syndrom noch über keinen Saugreflex oder wird das Trinken durch eine geringe Spannung der Mundmuskulatur erschwert, geraten seine Eltern unter großen Druck, es gut genug ernähren zu können. Stress kann sich auch einstellen, wenn das Baby für eine notwendige Herzoperation ein bestimmtes Gewicht erreichen muss, aber wenig zu sich nimmt und dadurch nicht rasch genug zunimmt. Sind diese Hürden überwunden, wird die orale Phase mit zunehmender Reifung aber von den meisten Babys mit Down-Syndrom positiv erlebt. Wenn das Stillen des Babys möglich ist, stärkt dies die Mundmuskulatur und beugt einer schlaffen Lippen-Zungenmotorik vor. Aber ob Brust oder Fläschchen, das Saugen automatisiert sich nach einer Zeit der Eingewöhnung, sodass das gelingende Füttern und Gedeihen ihres Kindes, spätestens nach einer Herzoperation, für die Eltern eine große Erleichterung darstellen. Wenn ihr Baby in den ersten Lebensmonaten große körperliche Belastungen ertragen musste, ist das elterliche Bedürfnis, es später mit Essen zu verwöhnen, nur allzu verständlich. Oft wird Nahrung aber als einzige Beruhigung bei Aufregung, Angst oder Zorn, oft auch als Belohnung eingesetzt. Dies kann meiner Erfahrung nach spätestens ab der Pubertät zu Gewichtsproblemen und Folgeerkrankungen führen, was in Kapitel 10 ausgeführt wird.

3. Kapitel
Selber machen!

»Sturheit ist kein angeborenes, im 3. Chromosom verankertes Verhalten.«

Fürnschuß-Hofer 2007, S. 105

Die Anfänge der Autonomie

Während die Zeit bis zu den ersten freien Schritten dem Aufbau und dem ganzheitlichen Erfassen und Verinnerlichen des Körperbildes dient, beginnt mit dem Erwerb des Gehens die Eroberung der Welt. Der aufrechte Gang ermöglicht, anders als die verschiedenen Varianten des Krabbelns und Sitzrutschens, ein Wegbewegen von den Eltern und ein Erforschen von Dingen mit freigewordenen Armen und Händen. Diese Fähigkeit löst bei den meisten Kleinkindern ein Hochgefühl an Selbstbestimmung aus, und sie werden gar nicht müde, die neuen Möglichkeiten immer und immer wieder auszuprobieren. Sie wollen bei allen Aktivitäten des Alltags wie Essen, Waschen, An- und Ausziehen tatkräftig mithelfen oder diese ganz alleine machen. In diese Zeit fallen auch das Interesse an den Ausscheidungsvorgängen des eigenen Körpers und der Wunsch, zunehmend über diese selber bestimmen zu können. Idealer Weise benennen Eltern die damit verbundenen Körperteile, Prozesse und Ausscheidungsprodukte und vertrauen, ohne Druck auszuüben, dem Streben ihres Kindes nach Selbständigkeit und dem Wunsch, sich mit ihnen zu identifizieren. So kann das Sauber-Werden dem jeweiligen Entwicklungsstand gemäß erfolgen, ohne in einen Machtkampf zu münden.

Vom Erleben des eigenen Selbst und der Anderen

Neben den körperlichen kommt es auch zu psychischen und kognitiven Reifungsprozessen. Bei der Geburt sind schon all unsere Nervenzellen angelegt, das Gehirn und unser Zentralnervensystem sind aber noch nicht ausgereift. Unser Wahrnehmungssystem ist bereits funktionsfähig, weil alle Sinne mit Ausnahme des Geruchssinns schon im Mutterleib zu arbeiten beginnen. Das Baby kann während der ersten Lebensmonate immer nur für kurze Zeitspannen wahrnehmen und das Erlebte speichern. So sammelt es unzählige Erfahrungen von angenehmen Situationen, wie sie beim Füttern, Kuscheln, Getragen-Werden erlebt werden, oder wenn es die vertrauten Stimmen seiner Eltern und Geschwister vernimmt. Gleichzeitig speichert es aber auch unangenehme Ereignisse, wie Schmerzen bei Koliken oder Untersuchungen, Anspannung, wenn es hungrig ist, sich allein fühlt oder erschrickt. Bis in das zweite Lebensjahr hinein ist es dem Baby aufgrund seiner körperlichen Ausstattung nicht möglich, all diese Eindrücke zu verbinden, sodass ein getrenntes Erleben am Lebensbeginn etwas ganz Natürliches ist.

Durch zunehmende Hirnreifung und körperliche Entwicklung kann es immer mehr Verbindungen herstellen und erfährt sich selber langsam als Ganzes, spätestens wenn es die ersten Schritte macht. Das Kleinkind vermag auch seine Bezugspersonen zunehmend ganzheitlich zu erleben. So bestehen seine Mama und sein Papa nicht nur aus Augen, die es anstrahlen, aus Lippen, die zu ihm sprechen, aus Gesichtern, die sich zu ihm beugen, aus wiegenden oder haltenden Armen, sondern sind ganze, sehr große Menschen. Sie verschaffen ihm viele freudige Momente, aber sie frustrieren es auch, wenn sie ihm nicht ständig zur Verfügung stehen oder nicht machen, was es will.

Diese zunehmende Verbindungsfähigkeit stellt die reife Form des Erlebens von sich selbst und den Anderen dar. Sie wird Integration genannt und steht im Gegensatz zur anfänglichen Spaltung. Besonders wichtig ist dabei die kindliche Erkenntnis, dass mit den Eltern positive und negative Empfindungen verbunden sind, dass Eltern nicht perfekt sind. Unsere ersten Beziehungen mit den Eltern bilden verinnerlichte Modelle für alle späteren Beziehungen. Daher sind die Mitmenschen nicht *nur* gut oder *nur* böse, auch wenn wir sie in Phasen hoher Frustration und Anspannung so wahrzunehmen vermeinen. Auch in Bezug auf sich selbst ist es für das Kind wichtig, anzuerkennen, dass es liebenswerte und weniger erwünschte Eigenschaften hat und dass die alle zu ihm gehören. Dies führt zu einem realistischen Selbst- und Fremd-Erleben jenseits von Idealisierung und Entwertung. Sie spielen beim Umgang mit Konflikten eine wesentliche Rolle, wie im Kapitel 5 ausführlich dargestellt wird.

Parallel zu diesen wichtigen emotionalen Entwicklungssschritten entdeckt das Kleinkind, dass Erlebtes und Ersehntes durch Gesten, Gegenstände oder Worte in symbolischer Form ausgedrückt werden kann. Es kann sich nun auf eine viel differenziertere Weise verständlich machen, seine Wünsche ausdrücken, seine Vorstellungen kundtun, Erinnerungen mit den Anderen teilen.

Der Weg in die Selbständigkeit und Selbstwirksamkeit

So erobert das Kleinkind durch die Reifung seiner Motorik, seines Denkens und seiner Gefühlswelt seine Umgebung, will alles selber machen, erkunden, ausprobieren und erlebt sich zunehmend wirkmächtig. Unzählige dieser Alltagserfahrungen führen zum Grundgefühl der Autonomie (vgl. Erikson 1992). Wenn Autonomie bereits in frühen Jahren erfahren wird, ist sie das ganze Leben über wirksam. Wie rasch sie verinnerlicht werden kann, hängt vom Entwicklungsstand des Kindes ab, aber auch von den bewussten und unbewussten Erwartungen und Einstellungen seiner Eltern. Davon, ob sie ihrem Kind einen Raum zum genügenden Ausprobieren schaffen, es aber auch schützen und ihm Grenzen setzen. Elterliche Ängste oder ein unbewusstes Bedürfnis nach einem unabgelösten Kind für die eigene psychische Stabilisierung erschweren dessen Individuation. Für die meisten Eltern ist es jedoch eine große Freude, die wachsenden Kompetenzen ihres Kindes zu erleben, zu fördern und zu begleiten!

Das Bereitstellen eines Rahmens mit entwicklungsfördernden Grenzen ist für Eltern eine große Herausforderung. Sind sie zu gewährend, kann ihr Kind in Situationen kommen, die es überfordern und in denen es sich schutzlos und ängstlich fühlt. Bei zu großer Rigidität und Begrenzung hat das Kind zu wenig Möglichkeiten des Ausprobierens und des Sammelns der Erfahrungen von Selbstwirksamkeit.

Im Überschwang, alles selbst tun zu wollen, ist es für das Kleinkind nicht leicht zu akzeptieren, dass es noch nicht alles machen kann und darf. Es erfährt, dass es Unterstützung braucht, dass die Eltern zu seinem Wohl und Schutz so manches bestimmen und entscheiden müssen und dass sie ein begrenzendes »Nein« setzen müssen.

Je nach Temperament begehrt es dagegen unterschiedlich heftig auf. Trotzreaktionen sind zwischen dem 2. und 4. Lebensjahr altersgemäß, wenn sie ihre Bedürfnisse nicht durchsetzen können, weshalb diese Zeit auch »Trotzphase« genannt wird. Die Palette des Trotzverhaltens reicht von Schmollen, Verweigern, Zurückhalten über Abwenden oder lauten Protest bis hin zu zerstörerischem Tun und Affektanfällen mit selbstverletzendem Verhalten. Diese Äußerungen sind – bis auf die letzten beiden, die einer Abklärung bedürfen – in diesem Entwicklungsstadium normal. Das Kleinkind spürt Zorn und Ärger, wenn es sich nicht durchsetzen kann. Es braucht Eltern, die es sensibel begleiten und seinen Gefühlen Worte geben. Damit zeigen sie ihm nicht nur, dass sie seine Gefühle verstehen, sondern dass diese heftigen Ausbrüche ausgehalten werden können und vorbeigehen, ohne die Liebe der Eltern zu verlieren. Rasch kann es zu Machtkämpfen kommen, aus denen nur die Erwachsenen durch Ablenken, Trösten oder Erklären aussteigen können, da das Kind ganz in seinem Protestieren gefangen ist. Elterliche Begrenzung löst im Kleinkind Frustration aus, die, wenn sie in einem Ausmaß erfolgt, dass sie das Kind nicht beschämt und von ihm ausgehalten werden kann, seine Entwicklung vorantreibt.

Durch viele solcher Erfahrungen entwickelt das Kleinkind zunehmende Frustrationstoleranz und durch das Verknüpfen der Gefühlszustände mit Worten die geistige Fähigkeit, Gefühle zu symbolisieren, und die emotionale, sie damit zu regulieren. Somit wird im Beziehungsgeschehen schon früh die Basis für die spätere Affektregulationsfähigkeit gelegt.

Erleben Kleinkinder in dieser Zeit viele Situationen, auf die sie nicht vorbereitet sind, entstehen Ängste vor dem Verlust jeglicher Kontrolle. Diese können durch das Festhalten an immer gleichen Abläufen gemindert werden. Ein Abweichen vom Tagesablauf oder vertrauten Ritualen verstärkt sogleich die kindliche Unsicherheit und führt oftmals zu heftigem Protest.

Die Dynamik des Autonomiekonflikts

Zeitweise stehen in jeder Entwicklung kindliche Interessen denen seiner Eltern oder anderer Bezugspersonen gegenüber. Kann ein Kind nicht genügend Autonomie entwickeln oder erlebt es unauflösbare Machtkämpfe mit seinen Bezugspersonen, dann können sich seine Trotzreaktionen in einem Autonomiekonflikt chronifizieren. Dieser drückt sich in der Folge dadurch aus, dass das Kind beinahe reflexhaft alles ablehnt, was ihm angeboten oder vorgeschlagen wird, auch wenn es etwas Positives ist. Das ständige Nein richtet sich somit auch gegen seine eigenen Interessen, nur um sich in der aktiv-bestimmenden Position zu finden. Ein solches Verhalten dient dazu, die Angst vor dem passiven Ausgeliefert-Sein durch aktives Tun, das in der Verweigerung besteht, abzuwehren. Der Abwehrmechanismus »Umkehr von passiv in aktiv« findet sich oft auch später im Leben, wenn sich die Psyche vor sehr frühen, meist unbewussten Ängsten schützen will.

In seiner Verweigerung spürt das Kind Stärke, Wirkmächtigkeit und Triumph. Damit erlangt es leider nur eine Pseudo-Autonomie, weil es sich um viele Erfahrungen bringt. Diese scheinbare Stärke schwächt es, was letztendlich nicht zu mehr, sondern zu weniger Autonomie führt.

Die Bedeutung des Dritten

Lebt ein Kind nur mit einer einzigen Bezugsperson, meist seiner Mutter, so birgt diese exklusive Zweierbeziehung potenzielle Risiken für beide Seiten. In einer solchen Dyade können sich neben sehr inniger, liebevoller Bezogenheit auch hoch erregende, aggressive Gefühle etablieren. Wenn es keinen Dritten gibt, die dyadischen Verstrickungen abzumildern oder aufzulösen, gefährden sie die Autonomieentwicklung des Kindes und führen bei der Elternperson zu hoher Belastung und Überforderung. In den meisten Familien übt der Vater diese väterliche Funktion des Öffnens der Mutter-Kind-Beziehung aus, sie kann aber auch von Partnern oder Partnerinnen übernommen werden.

Der Vater hat im familiären Dreieck eine eigene Zweierbeziehung zu seinem Kind, in der das Kind andere Erfahrungen sammelt als mit seiner Mutter. Zusätzlich gibt es aber auch die Beziehungsebene zwischen den Erwachsenen. Es ist für das Kind eine wichtige Erfahrung die Eltern zu beobachten und zu erleben, dass es ihre Liebe nicht verliert, wenn sie sich einander zuwenden. Für viele Kleinkinder ist das schwierig und sie drängen sich dazwischen, wenn ihre Eltern aufeinander bezogen sind, oder sie protestieren, wenn sie am Abend schlafen gehen müssen und sich aus der gemeinsamen Zeit der Erwachsenen ausgeschlossen fühlen. Die in der Kindheit erworbene Fähigkeit, im familiären Dreieck auszuhalten, dass sich zwei einander zuwenden, ohne von der Angst überflutet zu werden, ihre Liebe zu verlieren, ist für spätere reife Beziehungsgestaltungen grundlegend. Sie wird »triadische Kompetenz« genannt und gilt auch dann, wenn mit neuen PartnerInnen und Geschwistern zum ursprünglichen Dreieck Vater-Mutter-Kind neue Dreieckskombinationen dazukommen (vgl. von Klitzing 1998, 104ff). Sie ermöglicht beispielsweise einem Kind auszuhalten, dass ein Elternteil mit einem Geschwisterkind etwas unternimmt, bei dem es nicht dabei sein kann, ohne zu fürchten, dass es nicht mehr geliebt wird. Sie befähigt im Erwachsenenalter einen Elternteil das Kind dem anderen zu überlassen, ohne die Sorge, das Kind könnte sich abwenden. Das wird besonders bedeutend, wenn Eltern sich trennen, sodass das Kind zu jedem der beiden weiterhin seine Beziehung aufrechterhalten kann.

Im familiären Dreieck finden frühe wichtige Identifizierungsprozesse des Kindes mit seinen Eltern statt, die die Grundlage für die Geschlechtsidentität bilden, die sich erst im Jugendalter allmählich festigt, wie im Kapitel 9 ausgeführt.

Anale Lust und anale Aggression

Kleinkinder interessieren sich für ihre Ausscheidungsprodukte, untersuchen sie ohne Ekel und experimentieren mit ihnen. Wenn keine körperlichen Beeinträchtigungen oder Ängste bestehen, empfinden sie Lust beim Urinieren, bei der Darmentleerung und bei der Beschäftigung mit ihren Exkrementen. Um diese sogenannte urethrale und anale Lust in einer gesellschaftlich akzeptierten Form ausleben zu können, bieten Eltern und PädagogInnen meist intuitiv Spielmaterialien und -aktivitäten an, die dies erlauben. Dazu zählen Patschen, Pritscheln und Spritzen im und mit Wasser, Schmieren mit Fingerfarben, Matschen im Sand und Formen mit Knetmasse, Plastilin oder Ton u.v.m. Den Ausscheidungsvorgängen und damit verbundenen Gerüchen haftet auch eine aggressive Komponente an, die sich sprachlich in Schimpfwörtern und Redewendungen findet. Für Kleinkinder können Urin und Kot auf der Phantasieebene mächtige, giftige oder gefährliche Stoffe darstellen, mit denen sie ihrer Wut Ausdruck geben. Oft zeigen auch ältere Kinder oder Jugendliche mit Entwicklungsverzögerungen bei Konflikten oder pubertärem

Protest ein Verhalten, das sie auf diese frühe anale Stufe zurückfallen lässt. Bei abwesenden Vätern treten im Jugendalter oft heftige Konflikte zwischen Mutter und Kind auf. Können sich Jugendliche sprachlich nicht gut mitteilen, drücken sie Wut oder Enttäuschung oft durch regressives Verhalten aus, wie im folgenden Beispiel durch Rückfall auf die anale und urethrale Ebene.

Die Mutter des 14-jährigen Walter berichtet, dass er seit einiger Zeit mehrmals untertags bewusst in sein Bett uriniert hat, nachdem er sich enttäuscht in sein Zimmer zurückgezogen hat. Das letzte Mal ist es passiert, als ihn sein Vater nicht, wie versprochen, am Besuchstag abholte. Dabei ist Walter seit seinem Schulbeginn sauber, nachdem sich die Mutter schon Sorgen gemacht hat. Ich erfahre, dass sich die Eltern nach einer belastenden Zeit voller Auseinandersetzungen trennten, als Walter vier Jahre alt war. Damals hat er wieder tagsüber einzunässen begonnen und die Windel verlangt, die auch nachts noch lange nass war. Mit fünf Jahren war er untertags trocken, nachts ein Jahr später. Sein Vater ist bezüglich der Besuchskontakte seit seinem Auszug nicht verlässlich. Zwischen Mutter und Sohn kommt es seit Beginn der Pubertät häufig zu Konflikten. Die Mutter fühlt sich dabei sehr alleine und kann sich mit dem Vater nicht darüber austauschen. Vor Kurzem ist Walter, nachdem ihm die Mutter etwas nicht erlaubt hat, lang auf der Toilette gesessen und hat die Wand mit Kot beschmiert. Die Mutter war so erschüttert, dass sie nur geschimpft und im Anschluss nicht mit Walter gesprochen hat.

Auf welche Weise negative Gefühle im späteren Leben auf Handlungsebene ausgedrückt werden, hängt von frühkindlichen Erfahrungen ab. Walters Zeit des Sauberwerdens war durch die Konflikte der Eltern belastet. Jugendliche Enttäuschung und Wut lassen ihn auf diese Entwicklungsstufe regredieren. Wenn der Vater als Dritter emotional nicht zur Verfügung steht, spitzen sich die adoleszenten Konflikte zwischen Mutter und Jugendlichen oft massiv zu, wie auch bei Walter. Durch das Verstehen der Dynamik im Beratungsprozess und der Beschäftigung mit ihren eigenen Gefühlen wird es der Mutter möglich, Walter gegenüber seine Gefühle anzusprechen, die im Fall der Enttäuschung über den Vater auch die ihren sind. Sie benennt auch Walters Wut und Ärger, wenn nicht all seine Wünsche erfüllt werden können. Sie überlegt mit ihm, wie er sich daheim ausdrücken kann, und setzt seinem kindlichen analen Handeln sprachlich eine klare Grenze. Leider gelingt es nicht, den Vater für die Elternarbeit zu gewinnen. Walter beginnt eine Musiktherapie bei einem männlichen Therapeuten, wo er einen kreativen Raum für seine Gefühle findet.

Besondere Aspekte bei Menschen mit Down-Syndrom

Für die grundlegenden motorischen und kognitiven Entwicklungsschritte zu Beginn des zweiten Lebensjahres benötigen die meisten Kinder mit Down-Syndrom mehr Zeit. Durch ihr individuelles, aber meist langsameres Entwicklungstempo sammeln Kleinkinder mit Down-Syndrom Erfahrungen von Selbständigkeit meist später als ihre Altersgenossen. Motorisch ist es vielen erst im Lauf des zweiten Lebensjahres erstmals möglich, sich aktiv von ihren Eltern wegzubewegen. Sprachlich können sie sich meist lange nicht gemäß ihrer Wahrnehmungs- und Beobachtungsfähigkeit sowie ihrer kommunikativen Bedürfnisse mitteilen. Wie alle Kleinkinder wollen sie ihre Eltern und Geschwister imitieren, was ihnen oft nicht gelingt. Dies hat zur Folge, dass sie auch erst später ihre Vorstellungen realisieren und ihre Bedürfnisse ausdrücken können, obwohl sie früh fähig sind zu symbolisieren. Daher sind alle Methoden, die eine frühe Kommunikation mittels Gebärden unterstützen, hilfreich (vgl. Wilken, E. 2018). Dadurch wird die oftmals bestehende feinmotorische Schwäche der Mundmotorik, die die Entwicklung der Aktivsprache verzögert, kompensiert und die Frustration, die entsteht, wenn sich das Kleinkind nicht mitteilen kann oder nicht verstanden wird, abgeschwächt.

Auch für das spätere Leben gilt: Selbst, wenn ein Mensch mit Down-Syndrom ganz wenig Aktivsprache entwickelt, bedeutet das nicht, dass sein Verstehen von Sprache deshalb nicht bestehen würde. Meine Erfahrung zeigt vielmehr, dass eine Form von Verständnis immer gegeben ist und dass Probleme später oftmals darin bestehen, nicht gut genug fragen oder aber auch sich mitteilen zu können.

> »Behinderte Erwachsene und Kinder werden immer noch viel zu selten als Personen gesehen, die Worte und Gedanken von Wert in sich tragen und allzu selten wird ihnen eine Möglichkeit geboten, sie zu übersetzen oder übersetzen zu lassen. Es ist nicht verwunderlich, dass sie den erschöpfenden und ungleichen Kampf um Kommunikation aufgeben und ihre Gedanken für immer in ihrem Kopf verschlossen halten können.« (Sinason 2000, S. 12)

In solchen Konstellationen benötigen Menschen mit Down-Syndrom ein Gegenüber, das für sie spricht beziehungsweise ihnen verschiedene Bedeutungsmöglichkeiten anbietet.

Die elfjährige Anna kommt mit ihrer Mutter in die Down-Syndrom Ambulanz. Beim Erstkontakt sitzen wir den beiden zu dritt gegenüber. Anna will den Raum zuerst gar nicht betreten, dann versteckt sie sich hinter ihrer Mutter, die sie auffordert, sich doch neben sie zu setzen. Wir stellen uns beiden vor, doch Anna bleibt mit gesenktem Kopf hinter ihrer Mutter stehen. Ich fasse die Situation in Worte, indem ich Anna sage, dass das hier jetzt ganz neu und vielleicht aufregend für sie sei. Ich beschreibe, dass sie heute nicht in die Schule gegangen, sondern mit ihrer Mama zu uns ins Spital gekommen ist. Da sitzen jetzt lauter fremde Frauen, die sie kennenlernen möchten. Es könnte sein, dass sie sich gar nicht auskennt und sogar ein wenig Angst hat. Wir sind da, um zu verstehen, wie wir ihr und der Mama helfen können. Anna hebt den Kopf und blickt mich an. Ich sage, dass sie das jetzt alles verstanden habe und vielleicht doch auch ein bisschen neugierig sei. Anna schaut daraufhin zwar noch abwartend zu uns, aber sie setzt sich neben ihre Mutter und nickt, als unsere Ärztin sie fragt, ob sie die Anna sei.

Das Beispiel zeigt, dass verbales Begleiten und Erklären, das Eltern bis zum Spracherwerb ihrer Kinder intuitiv machen, bei allen Menschen, die Aktivsprache nicht altersgemäß beherrschen oder aus psychischen Gründen nicht verwenden können, zu einem Verständnis führt. Es vermittelt die Erfahrung, vom Gegenüber Ernst genommen und verstanden werden zu wollen, schafft eine gedankliche Verbindung zu ihrer Seele und spricht die potenzielle Möglichkeit des Nachdenkens an (vgl. Datler 2006).

Körperliche Autonomie

Getrenntheit und Selbstbestimmung in Bezug auf den Köper und seine Funktionen sind wichtig für die Entwicklung eines Schamgefühlt, das Intimität gewährleistet und nicht zu Hemmung führt. Oft wird dem entwicklungsverzögerten Kind diesbezüglich von seinen besorgten Bezugspersonen wenig zugetraut. Viele Pflegehandlungen laufen automatisiert ab, obwohl das Kind schon längst fähig wäre, sie selbst zu übernehmen. Besonders beim Sauber-Werden und bezüglich der Schlafenssituation stellen viele Eltern wenige Autonomieforderungen. Da meist die Mütter mit der Pflege des Kindes betraut sind, ziehen sich Väter oft zurück und überlassen ihren Platz an der Seite der Mutter dem Kind. Wenn die Mutter-Kind-Dyade aber nicht geöffnet wird, bleibt die kleinkindhafte Abhängigkeit oft über viele Jahre bestehen. All dies ist wenig entwicklungsfördernd, aber verständlich, da Eltern ihr Kind, das oftmals schon viel Aufregendes und Invasives über sich ergehen lassen musste, schonen, verwöhnen und nicht durch Begrenzung und altersgemäße Anforderungen frustrieren möchten. Verweigert das Kind, in die Selbständigkeit zu gehen, hat dies meist psychische

Ursachen, wie Regression, Rivalität oder Angst, und kann nur individuell verstanden werden.

Der neunjährige Clemens ist gut entwickelt und berichtet beim Ersttermin über seine Freunde in der Klasse und seine Lehrerin, die er mag. Er zeigt, wie toll er Fahrzeuge zeichnen kann. Seine Mutter sucht Beratung, weil er noch immer im Elternbett schläft, während der Vater ins Kinderzimmer ausgewandert ist. In letzter Zeit stimuliert er sein Genitale beim morgendlichen Kuscheln an ihrem Körper, worauf sie sich von ihm wegdreht oder aufsteht. Diese Situation ist der Mutter unangenehm, sie weiß aber nicht, wie sie damit umgehen und seine erregte Nähe vermeiden soll. Sie berichtet weiters, dass Clemens auf der Toilette noch ihre Hilfe beim Reinigen verlangt, obwohl sie sicher ist, dass er sich eigentlich längst selber gut auswischen könnte. Im Gespräch über seine Entwicklung erfahre ich, dass die Eltern in seinem ersten Lebensjahr wegen seiner Herzkontrollen und mehrerer Infekte sehr besorgt um ihn waren. Clemens schlief von Beginn an im Elternschlafzimmer und wechselte bald ganz in das Elternbett, aus dem der Vater auszog, als es ihm zu eng wurde. Unbewusst bringt eine solche Rochade jedes Kind in eine Partnerposition gegenüber dem Elternteil, der das Bett mit ihm teilt. Dies ist für das Kind, je älter es wird, körperlich oder auf Phantasieebene erregend. Auch das Reinigen wird von den meisten Kindern als angenehm und, wenn sie älter werden, als stimulierend erlebt, weshalb sie es oft nicht selbst übernehmen möchten. Nachdem in einem Gespräch mit der Mutter ohne Clemens Raum für ihre Sorgen, Behütungstendenzen, aber auch unangenehme Gefühle, wenn er sich an ihr erregt, geschaffen wurde, lade ich beide Eltern zu einem Folgegespräch ein. Wir überlegen, wie sie Clemens' Selbständigkeit bezüglich seines Körpers unterstützen, sein Älter-Werden zum Thema machen und ihm seinen Platz im Kinderzimmer, nach einer Vorbereitung auf den Wechsel, zumuten können. Dazu ist es notwendig, dass sich der Vater mit dem begrenzenden und entwicklungsfördernden Schritt identifizieren kann, seinen Platz an der Seite der Mutter zurückzugewinnen. Wir besprechen weiterhin eine für Clemens altersgemäße Aufklärung, die beinhaltet, dass die angenehmen Gefühle beim Berühren seines Genitales anerkannt werden, und ihm vermittelt wird, dass dies nur in altersgemäßer intimer Form erfolgen kann.

Gefangen im Autonomiekonflikt

Viele Kinder mit Down-Syndrom sind schon sehr früh in ihrem Leben überwältigenden Erfahrungen ausgesetzt, die für ihre Gesundheit aber überlebensnotwendig sind. So stellen beispielsweise Herzoperationen und nachfolgende Untersuchungen einerseits Eingriffe dar, die spätere Autonomie überhaupt erst ermöglichen. Andererseits wird dabei völliges Ausgeliefert-Sein bereits im vorsprachlichen Alter erfahren und im Körpergedächtnis gespeichert. Solche Gefühle erleben im Übrigen auch Eltern, wenn ihr Baby operiert wird. Sie haben aber die Möglichkeit, sich darüber miteinander und mit anderen auszutauschen. Zeiten im Brutkasten, Operationen, Aufenthalte auf der Intensivstation und andere Erfahrungen, die mit Schmerzen, kurzzeitigen oder längeren Trennungen von den Eltern verbunden sind und den Rhythmus des Alltags unterbrechen, werden von Kindern immer als Verletzung der körperlichen Integrität erlebt. Dieser ist umso intensiver, je jünger sie sind, je weniger sie auf die Ereignisse vorbereitet werden können und je weniger sie diese sprachlich oder im symbolischen Spiel zu verarbeiten imstande sind. Sie werden im vorsprachlichen Alter als namenlose Angst (vgl. Bion 1992) im Körpergedächtnis gespeichert. Sobald das Kind nach Autonomie strebt, werden diese Erfahrungen als Verlust von Kontrolle und Selbstbestimmtheit erlebt. Oft verbindet sich ein späteres, weniger einschneidendes Erlebnis, wie eine Blutabnahme oder eine kurze Trennung, mit früheren, sehr angstmachenden Erfahrungen.

Das Festhalten an regelmäßigen Abläufen, die Kontrolle darüber und der Protest, wenn sie nicht gegeben sind, die sich bei Menschen mit Down-Syndrom in jedem Alter besonders oft finden, sind meinem Verständnis nach unbewusste Versuche, ein Gefühl von Kontrolle und Selbstbestimmung überhaupt erst zu gewinnen oder wiederzugewinnen. Sie sind keine Unart, sondern ein Zeichen von Verunsicherung und Angst, die dadurch ausgelöst werden, dass das Grundgefühl der Autonomie erschüttert oder zu gering entwickelt ist. Regelmäßigkeit und Ordnung schaffen Sicherheit und reduzieren somit psychische Anspannung.

Auch Therapie- und Fördermaßnahmen, die kindliche Bedürfnisse nach Selbstwirksamkeit nicht berücksichtigen, sondern fordernd und damit überfordernd sind, können zum Gefühl beitragen, nicht selbstbestimmt zu sein. Die das kindliche Selbst stärkenden Autonomieerfahrungen können daher durch seinen Entwicklungsstand, notwendige invasive medizinische Maßnahmen oder überfordernde Therapieerfahrungen beeinträchtigt sein.

Der unbewusste psychische Ausweg aus dieser Fremdbestimmtheit ist die Entdeckung, dass Verweigern und Trotzen sehr wirksam sein können. Kinder spüren die Ohnmacht ihrer Eltern, die sie mit ihrem Verhalten auslösen können. Ihre Stärke besteht in diesen Momenten darin, diese aufgeregt, wütend, hilflos oder ängstlich zu machen.

Die Eltern des knapp sechsjährigen Georg suchen in seinem letzten Kindergartenjahr Beratung, weil er sich seit einiger Zeit am Morgen nicht von seiner Mutter trennen kann, was ihm kurz nach Kindergarten-Eintritt mit drei Jahren schon gut gelungen ist. Im Kindergarten macht er seit Kurzem bei Gruppenangeboten nicht mehr mit, sondern saust herum und wechselt von einem Spiel zum anderen.

Im ausführlichen Gespräch über seine Entwicklung berichten die Eltern von einer Herzoperation im siebenten Lebensmonat, nach der sich Georg gut entwickelt hat. Die Eltern sind nach anfänglichen großen Sorgen in Bezug auf seine Gesundheit entspannt, und ein kurzer Spitalaufenthalt wegen eines schweren Infekts wenige Wochen vor dem Gespräch scheint ihnen kaum erwähnenswert. Die Mutter wurde mit Georg aufgenommen und hat ihn bei Untersuchungen und Infusionsbehandlungen beruhigt und getröstet. In der Folge verstehen wir Georgs Verhalten, das Ängstlichkeit, Verweigerung und Anspannung ausdrückt, als Reaktion auf den Verlust der Selbstbestimmtheit während des Spitalaufenthalts, zu dem sich Georgs unintegriertes vorsprachliches Erleben der Spitalbehandlung vor, während und nach seiner Herzoperation gesellt. Die Eltern berichten, dass diese noch nie ein Thema für ihn war, dass er aber manches Mal vor dem Spiegel mit dem Finger über seine Narbe fährt. Sein Verhalten im Kindergarten gibt Georg das Gefühl, selbstbestimmt zu sein, seine Ängste kommen in der morgendlichen Trennungssituation zum Vorschein.

Ich ermutige die Eltern, mit Georg über das Bestimmen zu reden und gemeinsam zu überlegen, wer wann was bestimmt. So bestimmt Mamas Chef über ihre Arbeit, die Kindergärtnerin über den Ablauf des Tages und der Arzt über die notwendigen Behandlungsschritte, um wieder gesund zu werden. Die Eltern könnten sich mit Georg darüber auseinandersetzen, was er bestimmen möchte und was er bestimmen kann, beispielsweise, welches Spielzeug und welche Speise er in den Kindergarten mitnimmt. Ich bestärke die Eltern auch, mit Georg über beide Spitalaufenthalte zu reden und nicht darauf zu hoffen, dass er sie vergessen werde. Es ist hilfreich, ihm zu erzählen, wie aufgeregt alle waren, als er als ganz kleines Baby operiert werden musste, und wie aufgeregt er jetzt war, wo er sich schon erinnern kann.

Kindersachbücher über das Spital, ein Arztkoffer und Rollenspiele, in denen das Kind in die Arztrolle schlüpft, unterstützen diese Auseinandersetzung. So werden Georgs Erlebnisse in Worte gefasst und spielerisch verarbeitet. Darüber hinaus sammelt er die Erfahrung, nicht für schlimm gehalten zu werden, sondern vielmehr, dass über ihn nachgedacht wird.

Immer wieder hört man, Menschen mit Behinderungen seien besonders »stur« oder »bockig«, womit Verweigerung, Beharrungsvermögen und Trotzverhalten beschrieben werden. Bei Menschen mit Down-Syndrom wird »Dickköpfigkeit« sogar oft als eine zum

Syndrom gehörige »Persönlichkeitseigenschaft« genannt, als ob deren Sitz am Gen 21 festgemacht werden könnte.

Ich vertrete diesbezüglich eine andere Position. Für mich gilt es, wie bei allen anderen Menschen auch, die psychische Dynamik hinter dem oppositionellen Verhalten zu verstehen. Gemeinsam mit den Eltern oder Bezugspersonen versuche ich anhand der persönlichen Entwicklungsgeschichte herauszufinden, was zu den unerwünschten Verhaltensäußerungen geführt haben könnte, was sie bedeuten und mit welchem Ziel sie eingesetzt werden.

Menschen mit Down-Syndrom, die nichts annehmen können oder sich verweigern, drücken nach meinem Verständnis den beschriebenen inneren Konflikt bezüglich der angestrebten Autonomie aus. Die Wahrscheinlichkeit, dass sich der Autonomiekonflikt verfestigt, ist höher, wenn es Einschränkungen und frühe überwältigende Erfahrungen gibt. Deshalb gilt es, seine Ursachen zu erkennen, zu verstehen, zu lösen und, falls dies möglich ist, vorzubeugen!

Mit zunehmenden Selbstbestimmungsmöglichkeiten durch Reifung und Sprachentwicklung tritt bei vielen Kindern mit Down-Syndrom der Autonomiekonflikt in den Hintergrund. Dazu trägt auch der Erwerb neuer Kompetenzen im Grundschulalter bei. Bei einigen aber löst sich das oppositionelle Verhalten nicht auf.

Die Mutter der neunjährigen Sandra berichtet verzweifelt, dass sie Sandra auf der Straße fest die Hand geben müsse, da sie sonst weglaufen würde. Bei den jährlichen medizinischen Kontrollen nach ihrer Herzoperation im ersten Lebensjahr gebärdet sich Sandra jedes Mal so sehr, dass diese Termine für die Eltern im Vorfeld bereits sehr belastend sind. Im letzten Jahr ist sie extrem »bockig« geworden. Wenn sie ihre Vorstellungen nicht durchsetzen kann, wirft Sandra mit allen Gegenständen um sich, die sie erreichen kann. Die Eltern wissen sich nicht mehr zu helfen und sperren sie in solchen Momenten in ihrem Zimmer ein. Im weiteren Gespräch erfahre ich außerdem, dass Sandras Lieblingslehrerin vor einem Jahr aufgrund einer Risikoschwangerschaft die Klasse ohne Vorbereitung und Verabschiedung verließ.

Sandra gefährdet sich, indem sie wegläuft, was ihren Eltern verständlicherweise Sorgen bereitet. Im Moment des Davonlaufens aber fühlt sie sich stark! Sie kehrt damit die Ohnmachtserfahrungen des Ausgeliefert- und Eingesperrt-Seins um. Auch der unvorbereitete Verlust von vertrauten Personen verstärkt Sandras Streben, selbst zu bestimmen.

Wenn im Jugend- und Erwachsenenalter das Selbständig-Werden eine große Herausforderung darstellt, kann der Autonomiekonflikt in Verbindung mit altersgemäßer pubertärer Opposition erneut intensiv aufflammen. Oftmals tritt er in diesem Alter durch das Bewusst-Werden eigener Grenzen aber auch erstmals auf. Während sich alle anderen zunehmend ablösen, erleben Jugendliche mit Down-Syndrom, dass sie ihre Autonomiewünsche nicht immer realisieren können. Beobachtungen und Vergleiche mit Gleichaltrigen und Geschwistern zeigen, dass diese mehr können und dürfen als sie selbst. Werden Verweigerung, Trotz und Beharrungsvermögen als stärkstes Feld der Selbstwirksamkeit erlebt, ist es schwer, sich bereichernden neuen Erfahrungen zu öffnen. Da sie oft außerhalb der eigenen Vorstellungsmöglichkeit und Kontrolle liegen, können sie bereits im Vorfeld als angstmachend erlebt werden.

Viele erwachsene Menschen mit Down-Syndrom lehnen in Werkstätten und Wohngemeinschaften fördernde, lustvolle Angebote ab, weil diese Ablehnung bereits einen selbstbestimmten Akt darstellt. Verweigerung ist in diesem Zusammenhang ein Schuss, der nach hinten losgeht. Die Betroffenen befinden sich in einem Dilemma: Sie streben Autonomie an, nehmen sich aber Erfahrungsmöglichkeiten, die ihnen zu mehr Autonomie verhelfen könnten. Die Angehörigen oder Betreuungspersonen resignieren, da sie nicht zwingen und somit wieder fremdbestimmen wollen. Frustration stellt sich rasch auf beiden Seiten ein.

Valentin ist 28 Jahre alt und wohnt noch bei seinen Eltern. Er hat zu Hause vor einigen Monaten begonnen, bei gemeinsamen Mahlzeiten protestierend vom Tisch aufzustehen und sich in sein Zimmer zurückzuziehen, wenn während des Essens nicht genaue Rituale eingehalten werden. Weiterhin weigert er sich immer öfter, bei geplanten Familienaktivitäten mitzumachen, auf die er sich früher schon Tage zuvor freute, indem er nicht aus seinem Zimmer zu bewegen ist. Valentin bleibt auch oft auf der Straße stehen, und es dauert lange, bis ihn seine Eltern zum Weitergehen bewegen können. Ich erfahre, dass zwei seiner Betreuer, die er gerne mochte, seine Tagesstätte im letzten halben Jahr ohne viel Vorbereitung verlassen haben. Zuvor sind Valentins Großeltern gestorben, zu denen er einen herzlichen Kontakt hatte. Eine weitere familiäre Veränderung brachte der Auszug seiner jüngeren Schwester im gleichen Zeitraum.

Laufen gemeinsame Mahlzeiten nicht ganz genau nach Valentins Vorstellungen ab, entsteht in ihm das Gefühl, dass seine Kontrolle verloren geht. Er verlässt durch seinen Rückzug die Eltern, so wie er sich selbst von den Großeltern, seiner Schwester und den Betreuern verlassen fühlt. Valentin bringt sich so um viele lustvolle Freizeitaktivitäten, die ihn fit halten. Gleichzeitig erlebt er, dass er in dieser Situation der Chef ist.

Wege aus Ablehnung und Verweigerung

Zuerst gilt es, ein Verständnis für die zugrundeliegende Dynamik zu entwickeln. Trotziges, verweigerndes, beharrendes Verhalten ist immer ein Lösungsversuch der Psyche und kein Angriff auf die Eltern, die BetreuerInnen, keine Unartigkeit, auch kein genetisch vorgegebenes Verhalten. Subjektiv empfundenes passives Bestimmt-Werden oder Ausgeliefert-Sein werden in aktives Opponieren und Sich-Verweigern umgewandelt. Diese führen aber immer bloß zu einer Pseudo-Autonomie, weil sich die Betroffenen damit um Erfahrungen bringen, die zu mehr Autonomie führen.

Es gibt kein einfaches, schnelles, universal anwendbares Rezept. Das verstehende Herangehen eröffnet aber Möglichkeiten, den Konflikt aufzulösen, was oft ein lang andauernder Prozess ist.

Sandras Mutter kann mit Hilfe der Beratungsgespräche erkennen, dass Einsperren zwar aufgrund ihrer Wut und Hilflosigkeit verständlich ist, aber nicht mehr als Erziehungsmittel eingesetzt werden darf und Alternativen gefunden werden müssen. Einsperren schränkt Sandras Freiheit ein und untergräbt ihr Bedürfnis nach Selbstbestimmtheit massiv, was ihr Davonlaufen auslöst.

Ein zweiter, wichtiger Schritt besteht darin, Selbst- und Fremdbestimmung zum Thema zu machen. Unabhängig davon, über wie viel Sprachvermögen ein Mensch mit Down-Syndrom verfügt, sollte darüber gesprochen werden, was er selbst entscheiden darf und was nicht. Es ist wichtig, dass Selbstbestimmung nicht nur in vielen Alltagssituationen gelebt, sondern dass darüber gesprochen wird. Dadurch wird es möglich, über dieses wichtige Thema nachzudenken.

Ich erarbeite mit Sandras Mutter den Plan, in ruhigen Momenten mit Sandra gemeinsam zu überlegen, was sie schon alles beim Spielen, Essen oder Anziehen bestimmen dürfe, und ihr auch zu erzählen, was sie einmal alles bestimmen dürfen wird, wenn sie älter ist. Sie muss ihr aber auch immer wieder klar sagen, dass sie auf der Straße nicht bestimmen dürfe, wohin sie laufen wolle. Nicht in jenen Augenblicken, in denen sich Sandra losreißen will, sondern wenn sie entspannt und aufnahmebereit ist, wird sie hören können, wie sehr sie sich damit gefährde und wie aufgeregt und besorgt dann alle seien. So wird gelebter Alltag nach und nach in das Denken gebracht. Auf diese gemeinsamen Überlegungen können sich die Eltern dann bereits vor dem Weggehen beziehen, indem sie Sandra in Erinnerung rufen, dass das Weglaufen nicht gestattet ist. Sie können bereits im Vorfeld mit ihr überlegen, was sie in Folge bestimmen darf.

Solche Gespräche fruchten meist nicht sofort, aber sie zeigen in den meisten Fällen eine erfreuliche Veränderung. Daher braucht es ein Wiederholen und Zeit-Geben. Die Herausforderungen des Selbständig-Seins, des Bestimmens und des Schaffens sollten immer wieder angesprochen werden. So wird eine Basis für eine Auseinandersetzung mit eigenen Möglichkeiten und Grenzen geschaffen, die zur Identitätsfindung und realistischen Selbsteinschätzung beiträgt.

Für kleine Kindern ist es wichtig zu hören, dass sie über vieles erst entscheiden können, wenn sie älter sind. Ebenso hilft es, zu zeigen, dass auch Erwachsene nicht alles bestimmen können, und mit ihnen über Beispiele aus dem Familienalltag zu reden. So würden Mama und Papa gerne länger schlafen, aber ihr Arbeitsbeginn wird von der Arbeitswelt und ihrem Chef bestimmt.

Wenn das Kind frühe Erfahrungen von Kontrollverlust durch Operationen oder Chemotherapien gemacht hat, ist es hilfreich, darüber zu sprechen und als Teil der eigenen Lebensgeschichte begreiflich zu machen. Oft haben Eltern Angst, dies könnte ihr Kind aufregen, sogar ängstigen und dadurch schwächen. Das Gegenteil ist der Fall! Wenn es gelingt, diese Lebensereignisse mit Zuhilfenahme von Fotos und Bilderbüchern für das Kind in altersgemäße Geschichten zu fassen und die damit verbundenen Gefühle zu benennen, stärkt dieses Wissen das Kind. Viele Eltern berichten im Beratungsprozess, wie interessiert ihr Kind Fotoalben mit ihnen ansieht, sie mehrmals sehen möchte und danach viele Fragen dazu stellte. Beim Thema Selbstbestimmung können sich Eltern auf diese Erlebnisse beziehen und Zusammenhänge herstellen. Sie können thematisieren, dass der Arzt der Boss bei einer Operation ist und Eltern und Kind nichts bestimmen dürfen. Wenn das Kind gesund ist, darf es vieles wieder selber entscheiden.

Wenn das Kind schon älter ist und mehr versteht, können frühe Erlebnisse von Kontrollverlust durch weitere notwendige Behandlungen oder Verlusterlebnisse reaktiviert werden. Dann kommt es trotz Vorbereitung zu heftigen emotionalen Reaktionen, die sich eigentlich auf die unverarbeiteten früheren Erfahrungen beziehen. Ich ermutige Eltern, ihrem Kind von frühen Lebensereignissen zu erzählen und zu versichern, dass es jetzt anders sein wird. So können Eltern beispielsweise vor der regelmäßigen Blutabnahme mit ihrem Kind darüber reden, dass der Schmerz und die Angst als Baby ganz groß waren und dass jetzt der Schmerz ganz kurz und die Angst ganz klein sein werden. Diese werden mit Mama oder Papa, die beim Kind bleiben, gemeinsam ausgehalten. Ein Doktorkoffer für ein gemeinsames symbolisches Durchspielen von Untersuchungserlebnissen und damit verbundenen Überwältigungsängsten sollte in keinem Kinderzimmer fehlen. Das Spiel ermöglicht dem Kind durch aktives Handeln an Puppen und Teddys sein Gefühl des passiven Ausgeliefert-Seins zu mildern.

Meiner Erfahrung nach ist leider nur ein kleiner Teil der Kinder, Jugendlichen und jungen Erwachsenen auf den Besuch in der Down-Syndrom Ambulanz vorbereitet. Dies erstaunt uns immer wieder, besonders wenn sie zur Blutkontrolle kommen. Von den Eltern an einen Ort gebracht zu werden, der oft neu und fremd ist, und nicht zu wissen, was einen dort erwartet, ist auch eine Form von Überwältigungserfahrung. Die bewusste Mitnahme eines tröstenden Objektes, das Sicherheit und Trost verleiht – wie ein Stofftier, eine Puppe, eine Kuscheldecke – erleichtert solche Situationen. Solche »Übergangsobjekte« helfen auch bei Trennungserfahrungen, wenn das tröstende Bild der Eltern noch nicht sicher genug verinnerlicht ist (vgl. Winnicott 1984).

Sandra könnte hören, dass sie als ganz kleines Baby an ihrem Herzen operiert wurde, um ganz gesund zu werden. Alle waren damals aufgeregt und ängstlich, auch Mama und Papa. Der Arzt war der Chef. Weder Sandra noch Mama oder Papa durften bestimmen. Das Stechen hat wehgetan, so wie jetzt die Blutabnahmen schmerzen. Über diese kann Sandra nicht bestimmen. Aber sie darf sagen, welches Stofftier sie zur Kontrolle in das Krankenhaus mitnehmen möchte, was sie beim Heimkommen essen möchte, welche DVD sie dann gemeinsam mit ihrer Mama ansehen wird. Im Alltag läuft dies meist ohnehin so ab, es gilt aber, es zu kommunizieren und damit bewusst zu machen!

Assistierte Autonomie

Menschen mit Down-Syndrom können als Erwachsene meist nicht über alle Lebensbereiche autonom verfügen. Da dies mit den Herausforderungen des Down-Syndroms zusammenhängt, ist es meiner

Erfahrung nach ganz bedeutend, auch darüber auf dem Weg ins Erwachsen-Werden ins Gespräch zu kommen. Nur wer sich mit sich selbst auskennt, kann Einschränkungen annehmen, ohne das Gefühl zu entwickeln, dass etwas mit einem selber nicht in Ordnung ist. Das Selbstbewusstsein von Menschen mit Down-Syndrom wird gestärkt, wenn sie wissen, wie sie selber aktiv zu ihrer Gesundheit beitragen können und welche regelmäßigen Untersuchungen allen Menschen mit Down-Syndrom helfen, gesund zu bleiben.

Mit Valentin könnten seine Eltern thematisieren, dass Bewegung für seine Gesundheit als junger Mann mit Down-Syndrom besonders wichtig ist. Sie könnten mit ihm herausfinden, welche Form für ihn am besten passe. So könne er zwischen verschiedenen Aktivitäten mit ihnen oder im Rahmen von außerfamiliären Freizeitangeboten wählen. Er könne bei einer gemeinsamen Wanderung zwischen mehreren Routen entscheiden, über den Proviant und seine Kleidung. Sehr hilfreich wird ihm sein, die Trauer über die Verluste seiner Bezugspersonen zu benennen.

Das Bewusstmachen jener Bereiche, in denen Assistenz nötig ist, und eine offene Auseinandersetzung darüber, hilft diese anzunehmen, fördert die Orientierung und führt zu einem altersgemäßen Realitätsbezug.

Mit den TeilnehmerInnen der Vorbereitungsgruppe ihres Wechsels von der Herkunftsfamilie in die inklusive Wohngemeinschaft von »Ich bin aktiv«[4] wurden ihre Stärken, aber auch ihre Schwächen und die damit verbundenen Ängste vor der Ablösung oft reflektiert. Die angeleitete Auseinandersetzung eröffnete mittels Gesprächen, kreativen Arbeitens und Rollenspielen einen Nachdenkraum für jene Lebensbereiche, in denen Hilfe benötigt wird. Dies waren beispielsweise gesunde Ernährung, Einkauf und die Menge des Essens. Es zeigte sich, dass die Gruppe diesbezüglich inspirierende und regu-

4 https://www.ich-bin-aktiv.at/index.php/angebote/inklusiv-wohnen-wien [01.11.2020].

lierende Funktionen hat, weil es unterschiedliche Kompetenzen und Positionen gab. Beim Umgang mit Geld waren sich alle einig, sich jenseits kleinerer Alltagsbesorgungen unsicher zu fühlen und Unterstützung als hilfreich zu erleben.

Wenn es Eltern, Betreuerinnen und Betreuern gelingt, Verweigerung oder das Beharren auf den immer gleichen Abläufen als nichtsprachliche Kommunikationsform im Bestreben, mehr Autonomie zu erlangen, zu verstehen und nicht als Sturheit aufzufassen, ist für Menschen mit Down-Syndrom viel gewonnen. Durch das Verhalten werden Ängste vor Kontrollverlust gebannt und Selbstbestimmung erfahren. Über Bestimmen-Können und Bestimmt-Werden zu sprechen, hilft Menschen mit Down-Syndrom, sich selber besser kennen und einschätzen zu lernen. Und dies führt letztlich zu größerer Autonomie!

4. Kapitel
»Böse« Mama! »Böser« Papa!

»Vatersein ist so schrecklich schwierig!«

Jansson 2014, S. 107

Verantwortete Schuld als entwicklungsfördernde Dimension

Ab den ersten Autonomiebestrebungen ihres Kindes stehen Eltern vor der Herausforderung, diese zu unterstützen oder altersgemäße Grenzen zu setzen. Werden seine Wünsche nicht erfüllt, machen sich die Eltern dem Begehren ihres Kindes gegenüber schuldig. Die Schuld besteht darin, die Wunscherfüllung zu verweigern. Dies gilt auch kognitiv retardierten Jugendlichen oder Erwachsenen gegenüber, wenn ihre Bezugspersonen ihren Wünschen nicht nachkommen oder etwas von ihren einfordern. Auch wenn einem Kind von seinen Eltern etwas Unangenehmes, wie beispielsweise medizinische Interventionen, zugemutet wird, machen sie sich an ihm schuldig. Passieren diese Grenzsetzungen und Zumutungen aber auf Basis einer liebevollen Beziehung und in Verantwortung für das Wohlergehen des Anderen – einer Verantwortung, die dieser selbst noch nicht übernehmen kann und sich möglicherweise mit seinem Verhalten sogar selbst schaden könnte –, so spricht man von »verantworteter Schuld«, ein Begriff, den der Wiener Psychoanalytiker und Pädagoge Helmuth Figdor geprägt hat.

Zur verantworteten Schuld gehört aber nicht nur das Sich-schuldig-Machen bezüglich den Wünschen des Gegenübers, sondern auch die Anerkennung, dass dies seitens des Kindes meist mit Unlust, Protest, Ärger oder Aggression verbunden ist. Das Kind ist daher keineswegs ungezogen, wenn es dementsprechend reagiert. Es wäre vielmehr auffällig, würde es sich ohne Reaktion unterwerfen. In seiner Frustration braucht es eine verstehende und nicht eine enttäuschte Reaktion seiner Eltern. Indem sie die Gefühle anerkennen und benennen, helfen sie ihrem Kind, über seine Empfindungen nachzudenken und sich zu regulieren. Wenn Eltern in solchen Momenten ihr Kind beschämen oder bestrafen, ist dies nicht förderlich für das Aushalten unangenehmer Gefühlszustände, wie sie uns im Leben immer wieder begegnen.

Eltern finden sich in Situationen von »verantworteter Schuld« ihren Kindern mit und ohne Down-Syndrom gegenüber, wenn sie deren Streben begrenzen, ihnen manche Wünsche nicht erfüllen, ihnen Dinge zumuten, die Unlust bereiten.

> »Ich muss also meine (unvermeidliche) Rolle als Aggressor erkennen und akzeptieren können. Und um eben diese Fähigkeit handelt es sich, wenn von *verantworteter Schuld* die Rede ist: zu begreifen, dass ich als Mutter, Vater, Pädagoge nicht darum herumkomme, immer wieder Bedürfnisse meines Kindes zu frustrieren und demnach vom Kind auch immer wieder als ›böse‹, ›gemein‹, versagend erlebt zu werden. Und zwar unabhängig davon, ob ich das will oder nicht.« (Figdor 1999, S. 51)

Es ist psychisch nicht einfach, seinem Kind gegenüber, das man liebt, diese Position einzunehmen, in der man zur eigenen Aggression stehen muss. Sie gehört aber zu jeder Erziehung und ist »oft unvermeidbar, ja zum Teil geradezu notwendig« (Figdor 2002, S. 79).

Verwöhnen und Schonen

Warum ist es für Eltern von Kindern mit Down-Syndrom oftmals besonders schwer, ihnen gegenüber verantwortete Schuld auf sich zu nehmen? Oder aber auszuhalten, dass ihr Kind kurzfristig wütend auf sie ist, ja sein darf, wenn sie es begrenzen? Meinem Verständnis und meiner Erfahrung nach spielen dabei elterliche Gefühle von Wut bis Traurigkeit eine wesentliche Rolle: Wie bereits ausgeführt, überschwemmt die Konfrontation mit der Diagnose »Down-Syndrom« Eltern meist mit schier unerträglichen Gefühlen. Wie im ersten Kapitel dargestellt, führt der Versuch, diese Belastung ungeschehen zu machen dazu, dass sich die meisten Eltern für eine Beendigung der Schwangerschaft entscheiden, wenn die Diagnosestellung bereits vorgeburtlich erfolgt. Es ist psychische Schwerstarbeit, sich mit den Gefühlstiefen zu konfrontieren, sich mit ihnen auseinanderzusetzen und sie letztlich als Teil der eigenen Geschichte anzuerkennen. Gibt es dafür keinen oder zu wenig psychischen Raum, werden diese Gefühle abgewehrt, meist verdrängt.

Indem Eltern verständlicher Weise später sich und ihr Kind vor der Wiederkehr unerwünschter Gefühlzustände schützen möchten und indem sie jegliches Auftauchen aggressiver Gefühle zu vermeiden suchen, nehmen sie oft eine überfürsorgliche, verwöhnende Haltung ein. Dabei werden ihrem Kind zu wenig Selbständigkeit abverlangt, zu wenig entwicklungsfördernde Frustration zugemutet und zu wenig Grenzen gesetzt. Wenn es Eltern gelingt, ihrem Kind altersgemäße Frustrationen zuzumuten, wird es durch diese gestärkt und seine Entwicklung vorangetrieben.

Bei einer Veranstaltung für Menschen mit Down-Syndrom holt sich die achtjährige Vicky zum zweiten Mal vom Nachspeisenbuffet ein Stück Kuchen, das sie am Tisch genüsslich verspeist. Als sie zum dritten Mal aufstehen will, begrenzt sie ihre Mutter und erklärt, dass zwei Stück genug sind und es auch später wieder etwas zu essen geben wird. Als Vicky den Mund zu verziehen beginnt, sagt ihre Mutter, dass sie wisse, dass Vicky jetzt verärgert sei, dass es aber nicht gesund für sie sei, so viel Süßes auf einmal zu essen. Vicky schaut die Mama protestierend, aber auch nachdenklich an und entgegnet bestimmt: »Ja, Ärger!« Die Mutter bestätigt, dass es nicht leicht sei zu verzichten, und fragt Vicky, ob sie ihr mitgebrachtes

Buch ansehen oder spielen gehen möchte, was diese eifrig bejaht. Vickys Mutter setzt eine Grenze, anerkennt den Unmut ihrer Tochter, benennt ihn und bietet eine alternative Beschäftigung an.

Zumutungen in Verantwortung

Für Menschen mit Down-Syndrom jedes Alters sind ärztliche Untersuchungen, Behandlungen und Therapien eine manchmal schmerzhafte Zumutung im Dienst ihrer Gesundheit. Begrenzungen und Verhandlungen bezüglich Ernährung sind für eine aktive Lebensführung bedeutsam (vgl. Lebersorger 2018). Hinter einem Vermeiden entwicklungs- und gesundheitsfördernder Begrenzung können unbewusste aggressive elterliche Gefühle dem Kind gegenüber stehen. Meist fehlte es den Eltern, die ein solches Verhalten zeigen, an genügend Unterstützung, die nötig ist, um die mit dem Down-Syndrom verbundenen negativen Gefühle anzuerkennen und aufzuarbeiten.

Der sechzehnjährige Dennis kommt mit seinem Vater erstmals in die Down-Syndrom Ambulanz. Er hat den Schulbesuch beendet, danach aber in keine Tagesstätte gewechselt. Er verbringt den Tag daheim, wo er sich überwiegend von seiner Mutter versorgen lässt. Bei Dennis wurde schon seit Jahren kein Blutbild gemacht, weil er sich stets dagegen gewehrt hat. Als die Ärztin anbietet, die Untersuchung im Rahmen des Ambulanzbesuchs vorzunehmen, reagiert Dennis Vater erschrocken und besorgt. Es ist ihm nicht vorstellbar, seinem Sohn den mit einer Blutabnahme verbundenen Schmerz zuzumuten. Haltende und vorbereitende Gespräche entlasten in der Folge Vater und Sohn und ermöglichen so die Untersuchung. Im weiteren Gespräch äußert der Vater seine Unzufriedenheit darüber, dass Dennis nur daheim bei der Mutter ist. Sie konnte es sich nicht vorstellen, Dennis nach der Schulpflicht in eine Tagesstätte zu schicken, und fördert damit permanent Dennis' regressive Strebungen.

Eine weitere Zumutung für Kinder und Jugendliche mit Down-Syndrom stellt die Auseinandersetzung mit der Tatsache dar, ein einzigartiger Mensch zu sein, zu dem neben vielen anderen Eigenschaften auch das Down-Syndrom gehört. Dieses Wissen um sich selbst ist für die Identitätsfindung essentiell (vgl. Erikson 1992). Wiederum kann die tiefe Verzweiflung der Eltern, die mit dem Down-Syndrom verbunden war oder noch immer ist, dazu führen, diese Thematik bewusst oder unbewusst zu vermeiden. Eltern wollen ihr Kind dadurch vor jenem Schmerz schützen, den sie selber bei der Diagnosemitteilung gespürt haben. Daher fällt es Eltern oftmals so schwer, ihrem Kind von Anfang an altersgemäß das Thema Down-Syndrom zu vermitteln (vgl. Kapitel 7). Alle Eltern wollen, dass sich ihr Kind gemäß seinen Möglichkeiten entwickeln und entfalten kann. Auch wenn es eine Zeitlang protestiert und mit dem Down-Syndrom nichts zu tun haben will, ist diese Tatsache nicht veränderbar. Wenn Eltern gemäß der Haltung der verantworteten Schuld die geäußerte Frustration und Wut sowie die Zumutung dieses Wissens gemeinsam mit ihrem Kind aushalten, wird es gestärkt und nicht geschwächt durch das Leben gehen (vgl. Lebersorger 2015). Zahlreiche Biographien junger und älterer Erwachsener bestätigen diese Einschätzung.

Ich möchte nicht unerwähnt lassen, dass es unterschiedliche pädagogische Positionen bezüglich der Haltung der verantworteten Schuld gegenüber erwachsenen Menschen mit Down-Syndrom gibt. Mein Verständnis wird von manchen PädagogInnen, die in Wohngemeinschaften und Tagesstätte arbeiten, nicht geteilt. Ich erachte ein Handeln im Sinn verantworteter Schuld dann für gefordert, wenn es einer Person kognitiv oder emotional nicht möglich ist, für einen bestimmten Lebensbereich Selbstverantwortung zu übernehmen. Meines Erachtens liegt ein fragwürdiges Konzept von Selbstbestimmung vor, wenn beispielsweise in einer Tagesstätte bei Bestehen eines gesundheitsgefährdenden Übergewichts keine Unterstützung oder Begrenzung bezüglich der Menge und Art der Speisen gegeben wird. Die trifft ebenso zu, wenn in einer Wohngemeinschaft die Verweigerung von Körperpflege oder notwendiger

Medikamenteneinnahme als selbstbestimmte Entscheidung erwachsener Bewohner toleriert wird. In all diesen Situationen bedarf es der Konzepte der assistierten Autonomie und der assistierten Freiheit (vgl. Graumann 2011). Verweigerndes oder selbstschädigendes Verhalten sollte immer in seiner Dynamik verstanden und verändert werden: Erwachsene Menschen mit Down-Syndrom erleben sich oftmals nur wirkmächtig, wenn sie aufgrund eines Autonomiekonflikts alles verweigern, wie beispielsweise Bewegung, Hygiene oder Aktivitäten.

Darüber hinaus ist es wichtig, mitzubedenken, ob dadurch nicht auch eine tiefe Verzweiflung ausgedrückt wird, und Wege zu eröffnen, die zu Orientierung in Bezug auf sich selbst und zu Selbstliebe führen. Für mich gilt, jeder selbstgefährdenden Dynamik Grenzen zu setzen, sie durch einen verstehenden Zugang aufzulösen und nicht eine Haltung einzunehmen, die davon ausgeht, dass erwachsene Menschen mit Down-Syndrom schon in allen Belangen selbstbestimmt wissen werden, was für sie gut ist. Wenn selbstschädigendes Verhalten von Erwachsenen mit Down-Syndrom nicht im Sinn der verantworteten Schuld begrenzt wird, so stellt dies meinem Verstehen nach eine massive, meist unbewusste Aggression ihrer Bezugspersonen ihnen gegenüber dar.

Helmuth Figdor stellt fest, dass es sich bei Schwierigkeiten, verantwortete Schuld zu übernehmen, »um eines der größten, wenn nicht überhaupt um das größte pädagogische Problem« handelt (Figdor 1999, S. 50). Ich kann ihm nur zustimmen!

Eine Gruppe junger Erwachsener beschäftigt sich in einem Workshop sehr interessiert und engagiert mit gesunder Ernährung für Menschen mit Down-Syndrom. Sie setzten sich mit der Bedeutung des Essens und mit den Eigenschaften verschiedener Lebensmittel auseinander. Die Pause verbringen alle draußen im Freien. Als sie zu Ende ist, will die dreiundzwanzigjährige Rosa nicht mehr zurück in den Seminarraum kommen und bleibt draußen stehen, während die anderen bereits wieder ihre Plätze eingenommen haben. Ich sage Rosa, dass ich sehr gut verstehen könne, dass es bei dem schönen Wetter Überwindung koste, weiterzumachen, und setze fort: »Vielleicht bist Du auch genervt, dass ich jetzt die bin, die bestimmt, dass es weitergeht.« Rosa nickt. Als ich ihr anbietet, dass sie drinnen bestimmen dürfe, mit welchem Lebensmittel die Gruppe als erstes nach der Pause die Arbeit fortsetzen werde, geht Rosa nach kurzem Nachdenken an meiner Hand in den Seminarraum zurück.

5. Kapitel
Konflikte meistern!

Der Tiger genießt seine Beute,
Seine Statur so süß und gefährlich,
Seine Gangart so elegant und königlich.
Der Tiger mein Lieblingstier.

Tichy 2023, S. 45

Konfliktfähigkeit und Ambivalenztoleranz

Eine der größten Herausforderungen für uns alle ist ein konstruktiver Umgang mit Konflikten und das Aushalten von zwiespältigen Gefühlen. Sie gehören zum Leben eines jeden Menschen. Konflikte treten schon im Kleinkindalter als Autonomiekonflikte auf, wenn die Eltern andere Interessen haben als ihr Kleinkind und ihm im Sinn der verantworteten Schuld Grenzen setzen oder ihm etwas versagen, was es tun oder haben möchte. Später gesellen sich innere Konflikte dazu, zwischen dem, was das Kind machen oder haben möchte, und seinem Gewissen, das ihm sagt, was erlaubt und was nicht erlaubt ist. Nicht nur als Kind, sondern auch als Erwachsene müssen wir uns mit Konflikten herumschlagen. Äußere Konflikte werden ausgelöst, indem uns etwas verwehrt wird, nicht nur als Kleinkind, sondern auch später im Leben. Innere Konflikte entstehen, wenn wir etwas, das wir uns wünschen, nicht erreichen, oder wenn wir etwas machen, von dem wir wissen, dass wir es nicht tun sollten. Innere Konflikte beschäftigen Eltern, wenn ihr Verhalten für ihr Kind nicht förderlich ist. Damit die dadurch entstehenden Schuldgefühle nicht zu belastend werden, ist es beruhigend zu wissen, dass es ausreicht, als Eltern *gut genug* zu sein (vgl. auch Kapitel 13). Mit Konflikten konstruktiv umgehen zu können und somit konfliktfähig zu werden, muss psychisch immer wieder erarbeitet werden. Konflikte erzeugen innere Spannungen und unangenehme Gefühle. Dazu zählen Trotz, Ärger, Angst, Scham, Neid, Eifersucht, Enttäuschung, Trauer, Schmerz und viele mehr. Es braucht Selbstsicherheit und Frustrationstoleranz, um Konflikte so zu lösen, dass keine Handlungen gesetzt werden, die sich in letzter Konsequenz gegen einen selbst wenden. Ebenso verhält es sich mit dem Aushalten einander entgegenstehender Gefühle wie Liebe und Hass. Die Anerkennung, dass ambivalente Gefühlskonstellationen einer Person gegenüber bestehen können, ohne die Beziehung zu zerstören, gehört zu einer reifen Beziehungsfähigkeit.

Konfliktspannungen aushalten und auflösen

Das Umgehen mit Konflikten ist für niemanden einfach, mit und ohne Down-Syndrom. Immer wieder begegne ich Situationen, in denen Konflikte Menschen mit Down-Syndrom schwer belasten, oft ängstigen, und sie diese zu vermeiden suchen. Manche Eltern finden sich in einem tiefen Konflikt, wenn sie ein Ideal verinnerlicht haben, das es ihnen nicht erlaubt, bei aller Liebe zu ihrem Kind auch ablehnende Gedanken seiner Behinderung gegenüber zu empfinden. Ein Verständnis darüber, wie wir Konfliktsituationen erleben, trägt dazu bei, konfliktfähig zu werden. Zu allererst finde ich die Erkenntnis wichtig, dass sowohl man selbst als auch die Anderen erwünschte und weniger erwünschte Eigenschaften haben. Das heißt, nicht perfekt zu sein und auch nicht sein zu müssen. Des Weiteren gehört in Bezug auf das Erleben dazu, dass es kein reines Gut oder Böse, kein Schwarz oder Weiß gibt, sondern ganz viele Zwischentöne. Ein solches Verständnis entwickelt sich, wenn darüber gesprochen und nachgedacht werden kann. Das bezieht sich auch auf Menschen mit Down-Syndrom. Sie sind weder ausschließlich »Sonnenscheinchen«, noch »Sturköpfe«. Sie erleben – wie alle anderen auch – die ganze Palette von Gefühlen zwischen Lieben und Hassen. Gegenüber ihren Mitmenschen ist es für sie wichtig, auszuhalten, dass sie einer Person gegenüber sowohl Liebe als auch Hass empfinden können. Liebe, wenn sie angenehme Erfahrungen sammeln, und Hass, wenn sie frustriert werden. Das Akzeptieren widersprüchlicher Gefühle als zu menschlichen Beziehungen gehörend ist in konflikthaften Situationen sehr hilfreich.

Von der Spaltung zur Integration

Die Art, die Welt zu erleben, ist abhängig von unserer Entwicklung und der Reifung unserer Fähigkeiten. Wie im Kaptitel 3 ausführlich beschrieben, sind die vielen Wahrnehmungseindrücke von sich selbst und den anderen in den ersten Lebensmonaten noch nicht verbunden, sondern in angenehme und unangeneme gespalten. In dieser noch unreifen Form des Erlebens werden Gut und Böse auseinandergehalten. Das Kleinkind erfährt sich und seine Umwelt als entweder positiv oder negativ, was rasch ins Gegenteil wechseln kann. Ab dem freien Gehen, in dem sich die zunehmende körperliche und sinnliche Integration ausdrückt, kann das Kleinkind immer mehr Verbindungen herstellen und sich und seine Bezugspersonen immer ganzheitlicher wahrnehmen. Seine zunehmende Integrationsfähigkeit führt zur reifen Form des Welterlebens, die darin besteht, Gutes und Schlechtes nicht getrennt und polarisiert wahrzunehmen, sondern mit den vielen Möglichkeiten dazwischen. Spaltung als unreife und Integration als reife Erlebensweise bleiben ein Leben lang bestehen. Psychischer Stress führt oft zu einen zeitlich begrenzten Rückfall auf die frühe Stufe. Ein Überwiegen dieser Erlebensweise findet sich bei Erwachsen mit Persönlichkeitsstörungen. In liebevollen familiären Beziehungen erkennt ein Kind, dass es selbst und seine Bezugspersonen liebenswerte und wenig erwünschte Eigenschaften haben. Es verinnerlicht auch die Gewissheit, dass es die Liebe seiner Eltern nicht verliert, wenn es nicht perfekt ist. Ein solches realistisches Selbst- und Fremdbild führt zur Erkenntnis, dass es genügt, gut genug zu sein!

Konfliktfähig werden

Damit es bei Konflikten nicht unüberlegt zur Vermeidung oder zum Abbruch von Beziehungen und Tätigkeiten kommt, brauchen alle Menschen einen psychischen Raum, diese zu verarbeiten. Das kann im eigenen Inneren geschehen, oft indem man sich Zeit gibt, darüber schläft oder nachdenkt. Sehr hilfreich sind dabei nahestehende Menschen, die diesen Nachdenkraum eröffnen. Grundlegend scheint mir eine Haltung, die sich darin ausdrückt, dass Eltern und Bezugspersonen sich selber und ihr Kind als Menschen mit Stärken und Schwächen anerkennen und das auch vermitteln. Beispielsweise stärkt es ein Kind, wenn Eltern sich schon früh mit ihm austauschen, was es gerne macht, gut kann, aber auch wo es sich anstrengen muss, worin es nicht so geschickt ist, was es noch lernen oder üben muss. Für Kinder, die sich sprachlich nicht mitteilen können, ist es hilfreich, wenn ihre Eltern oder Bezugspersonen das für sie in Worte fassen. Auch das Benennen von unangenehmen Gefühlen ist unterstützend, damit Kinder für innere Zustände Begriffe haben. Eltern vermitteln ihren Kindern auf diese Weise, dass man solche Gefühle aushalten und durch Worte von der unmittelbaren körperlichen Erfahrung auf eine symbolische Ebene bringen kann. Alle Menschen, unabhängig davon, auf welchem kognitiven Niveau sie sich befinden, können das verstehen, auch wenn sie selber sprachlich nicht gut in der Lage sind, es auszudrücken.

Der vierjährige Niki will in letzter Zeit ständig mit dem Smartphone seines Papas spielen. Es ist gut nachvollziehbar, dass er vom Zauber dieses Geräts fasziniert ist, nachdem ihm sein Vater einmal zur

Beruhigung darauf ein kurzes Filmchen vorgespielt hat. Seither steigert er sich zunehmend in Trotzanfälle, wenn er seine Eltern telefonieren sieht und sie ihm danach ihr Smartphone nicht geben. Die Eltern vermeiden zunehmend, es vor ihm zu benutzen.

In solchen Situationen ist es hilfreich, die Wut des Kindes zu benennen und Niki beispielsweise zu sagen, dass er zu Recht ärgerlich ist, wenn er das Handy nicht haben kann, wann immer er möchte. Es gäbe Dinge, die für die Großen sind, und er werde auch einmal ein Handy haben, wenn er einmal groß ist. Wenn die Eltern die Situationen, in denen Niki nach dem Handy verlangt, nicht vermeiden, sondern mit ihm darüber reden, tragen sie zu seiner Reifung bei. So kann er die Erfahrung machen, dass sich seine Eltern mit seinen Gefühlszuständen auseinandersetzen und diese nicht einfach weghaben wollen. Er lernt, dass die Spannung, welche er in seinem Inneren erlebt, wenn er etwas nicht haben kann, »Wut« heißt, oder der Druck, den er spürt, wenn der Vater das Handy wieder zu sich nimmt, »Ärger« oder »Traurig-Sein«, je nach der Gefühlsqualität, die er ausdrückt.

Meiner Erfahrung nach ist es sehr entwicklungsfördernd, alles in Worte zu fassen, was Menschen mit Down-Syndrom sprachlich nicht auszudrücken vermögen, aber spüren und durch ihr Handeln zeigen. Bei Freude und Begeisterung gelingt das verständlicherweise immer ganz leicht! Es ist aber auch notwendig, über Frustration und Ärger, Schmerz und Enttäuschung zu reden. Das sind Gefühle, die zum Erwachsen-Werden dazugehören. Aber es gehört auch dazu, sich abzugrenzen und andere zu enttäuschen. Auch das ist für Eltern und Bezugspersonen aus zwei Gründen nicht einfach. Erstens, weil viele von ihnen in ihrem Leben selber nicht erfahren haben, dass mit ihnen über unangenehme Themen gesprochen wurde, und zweitens, weil sie sich verständlicherweise wünschen, dass es ihrem Kind gut gehe. So vermeiden sie, mit ihm über Belastendes zu sprechen, sondern hoffen, dass alles möglichst bald vergessen wird. Meist führt der Weg der Vermeidung aber zu Rückzug und Einengung, manchmal auch zu Symptomen und somit zu weniger

Lebensfreude. Die Konfrontation mit dem Konflikt und den damit verbundenen Gefühlen öffnet den Versuch einer konstruktiven Lösung.

Die 18-jährige Tina besucht gern ihren wöchentlichen Schwimmkurs, bis sie plötzlich nicht mehr hingehen möchte. Ihre Eltern können sich Tinas Weigerung anfangs nicht erklären und versuchen, sie davon zu überzeugen, dass Bewegung gut für sie wäre, jedoch vergeblich. Da erinnert sich ihre Mutter, dass sie kurz vor der Einstellung des Schwimmens zu Hause schwärmerisch von Leo erzählte, der neu in die Gruppe hinzugekommen ist. Durch einzelne Bemerkungen Tinas in den folgenden Wochen vermutet ihre Mutter, dass sie auf eine andere Teilnehmerin eifersüchtig sein könnte, die Leos Freundin zu sein scheint. Seit Tina nicht mehr schwimmen geht, sitzt sie oft daheim in ihrem Zimmer und starrt vor sich hin. Ihr zunehmender Rückzug bringt die Eltern dazu, Beratung zu suchen. Über Leo haben sie mit Tina nicht näher gesprochen, wenn diese seinen Namen genannt hatte, denn sie hoffen, dass sie ihn bald vergessen würde.

Tina bringt sich mit ihrem Tun um das Schwimmen und ihre Kontakte zu anderen Jugendlichen. Meine Erfahrung zeigt, dass gerade Worte, die mit starken Gefühlen verbunden sind, oft sehr gezielt als Einzelworte oder Wortkombinationen verwendet werden, um Wünsche, Ärger, Trauer auszudrücken. So hat Tinas Mutter erahnt, was ihre Tochter beschäftigt, weil sie vor dem Abbruch des Kursbesuches mehrfach »Leo lieb« und »Leo küssen« sagte und später, scheinbar unvermittelt, »Hanna Leo« oder »Leo Hanna küssen«. Beide Eltern versichern, dass ihre Tochter gar nicht wisse, was das bedeuten würde. Tinas Dilemma besteht aber gerade darin, dass sie sehr genau spürt, dass sich Leo nicht so sehr für sie, sondern sichtlich für eine andere Teilnehmerin am Schwimmkurs interessierte, was sie in Konflikt mit den beiden, aber auch mit ihren inneren Wünschen gebracht hat. Erst eine Auseinandersetzung mit dem Schmerz, den eine nicht erwiderte Verliebtheit mit sich bringt, kann helfen, die damit einhergehende Verunsicherung im Selbstwert zu lindern.

Sich mit Enttäuschung und Schmerz auseinanderzusetzen ist für Eltern oft sehr schwer, besonders weil sie selbst den Schmerz aushalten müssen, dass ihr Kind Ablehnung erfährt. Zurückweisung in jedem Lebensalter gehört zu den Grundängsten von Eltern behinderter Kinder. Dazu gesellen sich der Wunsch, dass ihr Kind eine seinen Bedürfnissen entsprechende Beziehung findet, und die Enttäuschung, wenn wieder eine Hoffnung zerplatzt.

In Stresssituationen, wie sie durch Konflikte entstehen, ist unsere Integrationsfähigkeit oft zerbrechlich, und wir fallen auf die frühe Wahrnehmungs- und Verarbeitungsstufe der Spaltung zurück. Dann kann die vertraute Schwimmgruppe zum bösen Ort werden oder die Tanzpädagogin zu einer ungerechten Person, mit der man nichts mehr zu tun haben möchte, wie im nachfolgenden Beispiel gezeigt wird. Diese Reaktionen sind zutiefst menschlich, und wir kennen sie alle. Es kommt aber darauf an, wie rasch wir wieder auf die reife, integrierte Ebene zurückfinden können.

Fabian, 25 Jahre, geht seit vielen Jahren seinem Hobby Tanzen nach. Er hat schon mehrere Rollen bei Aufführungen verkörpert, aber im neuen Stück, das von seiner Gruppe erarbeitet wird, ist er nicht für die Hauptrolle vorgesehen, sondern tanzt im Ensemble. Nicht nur Fabian ist enttäuscht, sondern auch seine Mutter. Er will plötzlich nicht mehr zum Training gehen, und ohne mit der Leiterin des Kurses darüber zu reden, bleibt er fern. Seine Mutter bedauert, dass er die Kontakte zu den anderen jungen Leuten verloren hat, aber sie versteht seine Enttäuschung und sein Ausscheiden. Sie fragt an, welche Angebote es alternativ gäbe, weil Fabian so gerne auf der Bühne stehe und das Auftreten schmerzlich vermisse. Seit er nicht mehr tanzt, bedauert er das oft, meint aber, dass die Kursleiterin gemein gewesen sei. Fabian bringt sich um sein Tanzen, seine Auftritte und seine Freunde in der Gruppe! Er kann sich gut ausdrücken und sich mit seiner Mutter über seinen Ärger über die erlebte Bevorzugung anderer bei der Besetzung der Rollen austauschen. Auch seine Mutter erlebt die geschätzte Tanzpädagogin als ungerecht, wenn ihr Sohn nicht im Mittelpunkt stehen darf.

Dieses Beispiel zeigt, dass wir alle immer wieder in Situationen kommen, eine positiv erlebte Situation plötzlich ganz gegenteilig wahrzunehmen. Fabian braucht es anfangs auch, dass seine Mutter seine Enttäuschung teilt. Erst in einem zweiten Schritt kann es gelingen, sich bewusst zu machen, dass es keine perfekten Menschen und perfekten Lebensverläufe gibt. So könnte Fabians Mutter mit ihm über seine Enttäuschung reden und sie könnten sich gemeinsam überlegen, wie er diese der Kursleiterin rückmelden könne. Über die Frustration und der mit ihr verbundenen Wut zu sprechen könnte dazu beitragen, dass es ihm gelingt, auszuhalten, nicht bei jedem Auftritt eine Hauptrolle zu tanzen und dennoch seine Freude am gemeinsamen Tanz nicht zu verlieren.

Mir ist bewusst, dass solche Situationen für Eltern behinderter Kinder besonders herausfordernd sind. Zu allen Enttäuschungen, die mit Ablehnung oder Grenzen verbunden sind, kommt stets der tiefe elterliche Schmerz darüber, dass ihrem Kind durch die Behinderung an sich so viel zugemutet wird.

Ich habe bei jungen Erwachsenen oft erlebt, dass sie auf sich einzuschlagen beginnen, wenn ihnen etwas nicht gelingt, ein Verhalten, das auch manchmal bei Kindern auftritt. Es ist ein Versuch, die Spannungen abzubauen, die entstehen, wenn es zu einem Konflikt zwischen dem idealen Bild von sich selbst und dem augenblicklichen Können kommt. Selbstbestrafendes Schlagen beobachte ich auch, wenn sie etwas tun oder sagen, was ihr Gegenüber kritisch kommentiert. Kritische Worte werden wie Schläge erlebt, die sie sich sogleich selber geben.

Das Beobachten des Auf-sich-Einschlagens löst im Gegenüber meist Erschrecken, Schmerz, Traurigkeit oder auch Ärger aus. Diese Gefühle erlebt in diesem Augenblick auch der junge Mensch mit Down-Syndrom und projiziert sie durch die autoaggressive Handlung ins Gegenüber, weil er selbst in dieser Situation nicht über die Fähigkeit verfügt, sie sprachlich auszudrücken. Es ist entlastend, die im anderen ausgelösten Gefühle aufzunehmen, in Worte zu fassen und ein Nachdenken darüber zu beginnen, was zu der Entladung geführt hat. Ich sage in solchen Situationen, dass ich spüren soll, wie schmerzhaft, traurig oder ärgerlich er oder sie sich augenblicklich fühlt.

Ich spreche in solchen Momenten auch stets darüber, dass wir alle Fehler machen, und gebe Beispiele. Ich sage, dass es ganz normal ist, wenn etwas nicht gelingt, und dass nicht immer alle einer Meinung sein müssen. Verschiedene Meinungen können nebeneinander bestehen, sie bedeuten nicht, dass einer böse ist. Das ist aufregend, aber man braucht sich nicht weh zu tun, sich nicht zu bestrafen. Die inneren Bewegungen zu beschreiben und in Worte zu fassen hilft, innere Spannungen und Konflikte auszuhalten.

6.Kapitel
Willkommen in Phantasia!

Ich bin Arielle
und du mein Prinz.
Ich lebe Unterwasser
und du am Land.
Um dich zu sehen
hab ich keine Stimme mehr.
Wir sitzen im Boot
du ruderst
und bewunderst meine Schönheit
die Blicke treffen sich
wir verlieben uns.

Tichy 2023, S. 58

Phantasie versus Realität

Eine wichtige Entwicklungsaufgabe jedes Menschen ist es, die Fähigkeit zu erlangen, zwischen Phantasie und Realität zu unterscheiden. Es geht darum, die Realität anzuerkennen, sich dabei aber den lustvollen Spielraum des Phantasierens als Möglichkeit für Kreativität, Konfliktlösung und Ausstieg aus dem Alltag zu bewahren. Phantasie und Wirklichkeit sind umso schwerer zu trennen, je jünger ein Kind ist. Schon Babys beruhigen sich mit dem Nuckeln am Schnuller oder Daumen, indem sie eine Nahrungsaufnahme phantasieren. Sigmund Freud hat die Bedeutung dieser halluzinatorischen Wunscherfüllung in frühester Kindheit beschrieben (1900, S. 571). In den ersten Lebensjahren herrscht ein magischesWeltbild vor. Dieses magische Denken kennzeichnet, dass alle Gegenstände als belebt wahrgenommen werden, dass das Kind sich selbst als die Ursache aller Ereignisse erlebt und Tagträume und Phantasien sowie die Schlafträume für ganz real hält. Für Kleinkinder sind Puppen, Stofftiere, Figuren aus Bilderbücher und Filmen, aber auch Gegenstände lebendig, besonders jene, die sie beruhigen wie Schnuller oder Schmusetuch. Wenn sie verloren gehen, bedeutet das für das Kind einen schmerzhaften Verlust. Oft schaffen sich Kinder Phantasiegefährten in Menschen- oder Tiergestalt, die sie eine Zeit lang überall hinbegleiten. Intuitiv fördern die meisten Erwachsenen spielerisch diese kindlichen Phantasien und begeben sich oft selbst lustvoll gemeinsam mit dem Kind in dieses Land der unbegrenzten Möglichkeiten. Rollenspiele, Verkleiden, Basteln und Geschichten sind dabei bereichernd. In der Phantasie können alle Wünsche erfüllt und alle Rollen eingenommen werden. Mit zunehmendem Alter ist es entwicklungsfördernd, das bunte Reich der Vorstellungen als »Phantasie« in Abgrenzung zur Wirklichkeit zu benennen, damit das Kind eine Begrifflichkeit dafür entwickeln kann. Die Realität ist mit angenehmen Erfahrungen, aber auch mit Grenzen, Konflikten und Frustrationen verbunden, während im Land der Phantasie stete Wunscherfüllung möglich ist. Bei den meisten Kindern tritt das magische Erfassen der Welt mit dem Erreichen der Schulreife zugunsten eines realistischeren Erlebens und eines Interesses an dem Funktionieren der Welt in den Hintergrund. Die Fähigkeit zum Phantasieren bleibt uns glücklicher Weise lebenslang erhalten!

Phantasiewelten mit Bedeutung

Bei Kindern mit Down-Syndrom findet dieser Übergang oft beträchtlich später statt. Für Jugendliche und erwachsene Menschen mit Down-Syndrom ist Phantasieren eine ganz wichtige Fähigkeit. Aber auch für sie gilt, Phantasien als eigene Vorstellungen anzuerkennen, zu benennen und zu verstehen. Oftmals sind wir in der Down-Syndrom Ambulanz mit Fragen zu Phantasiewelten oder dem Umgang mit PhantasiegefährtInnen befasst. Eltern sind meist dann irritiert, wenn sich ihr Kind aus dem Alltag zurückzieht oder protestiert, wenn ein phantasiertes Wesen nicht überall mit einbezogen wird. Gemeinsam mit den Eltern erarbeite ich ausgehend von der individuellen Bedeutung einen verstehenden und entwicklungsfördernden Umgang mit der Situation.

Der zehnjährige Richard hat schon länger einen Phantasiegefährten, Leopold, dem er all jene Verhaltensweisen zuschreibt, von denen er weiß, dass sie unerwünscht sind. Die Lehrerin teilte seiner Mutter vor Kurzem mit, dass er auf einen Klassenkollegen, der ihn provozierte, eingeschlagen hat. Als sie ihn daraufhin zurechtwies, behauptete er beharrlich, es sei nicht er, sondern der Leopold gewesen. Bei dieser Version bleibt er auch, als die Mutter mit ihm über den schulischen Vorfall spricht. Ihr sind seine Auslagerungen an Leopold nicht unbekannt, aber sie dachte bislang, dass sie sich auf den familiären Bereich beziehen. So nimmt sich Richard manchmal etwas unerlaubt aus dem Kühlschrank und erklärt auf Nachfragen überzeugend, dass es der Leopold gewesen sei.

Hier führen ein noch nicht sicher integriertes Selbstbild und magisches Denken zur Externalisierung unerlaubter Handlungen in andere. Je mehr die Mutter Richard von der Unwahrheit seiner Behauptung zu überzeugen sucht, desto vehementer verteidigt er sie. Ich erkläre Richards Mutter sein Bedürfnis, sich mit den guten Eigenschaften zu identifizieren und die schlechten in einen phantasierten Selbstanteil hineinzulegen. Ich habe gute Erfahrung gemacht, solche psychischen Bewegungen in Worte zu fassen und schlage ihr vor, dies zu versuchen. Anstatt Richard mit der Realität zu konfrontieren, könnte die Mutter zu ihm sagen, dass er sich wünscht, ganz brav zu sein. Daher ist ein großer Teil von ihm überzeugt, dass nicht er seinen Mitschüler gehaut habe, sondern Leopold. Der andere kleine Teil wisse aber, dass er wütend auf ihn war und ihn schlug. Dadurch wird sein Lösungsversuch anerkannt, aber auch die Realität eingeführt.

In einem weiteren Schritt ermuntere ich die Mutter auch, in einer solchen Weise über Leopold zu sprechen. Dieser sei ein ganz schlimmer Bursche, der immer unerlaubte Sachen mache. Eine Seite glaubt ganz fest, dass der Leopold ein echter Bub wäre, wie er. Die andere Seite in ihm weiß aber, dass er ihn sich in seiner tollen Phantasie vorstellt. Auf diese Weise werden Phantasie und Realität benannt, die Vorstellungen des Kindes aber ernst genommen.

Phantasien finden sich in ganz unterschiedlichen Zusammenhängen. Typisch für alle Jugendlichen mit und ohne Down-Syndrom sind adoleszente Tagträume in Bezug auf ihre Zukunft. Wenn diese schmerzhafte existenzielle Themen betreffen, dann ist es gut nachvollziehbar, dass es in der Familie schwierig ist, darüber zu sprechen.

Die 12-jährige Sabine kommt mit ihren Eltern zu einem Beratungsgespräch, weil diesen ihre Tagträume zunehmend Sorgen bereiten. Sie wissen nicht, wie sie mit Sabines Phantasien bezüglich einer zukünftigen Familie, die einen immer größeren Raum einnehmen, umgehen sollen. Sie phantasiert, dass alle ihre Kinder mit ihr bei Tisch sitzen oder in die Schule fahren. Sabine zeichnet auf jedes freie Blatt ihre Familie, die sie mit ihrem Klassenkollegen Christian erträumt. Als ich an Sabine gewandt in Worte fasse, dass sie sich Kinder und Familie wünsche, zeigt sie mir ihre mitgebrachten Zeichenblätter. Sie sind voll mit Strichmännchen, die sie und Christian sowie ihre phantasierten Kindern darstellen, neben die sie deren Namen und Alter geschrieben hat. Auf den Blättern steht auch, dass sie Christian heiraten möchte und dass Mama und Papa »böse« sind. Sabine kann sich recht differenziert ausdrücken und meint dazu, dass die Eltern die Heirat mit Christian nicht wollen. Ich sage, dass es sie beschäftigt, wie es sein wird, erwachsen zu sein, und dass das sehr aufregend ist, was Sabine bejaht. Sie erzählt von der Schule, wo sie Christian nicht küssen darf. Ich anerkenne, dass das schwierig ist, weil sie in Christian verliebt ist, bestätige aber die Vorgabe der Lehrerin, weil Küssen etwas Privates sei, das nicht in das Klassenzimmer gehöre.

Da ich nicht weiß, ob in der Familie über das Thema Down-Syndrom gesprochen wird, bringe ich diesen Aspekt nicht ein, sondern lade die Eltern zu einem weiteren Gespräch ein. Da erfahre ich, dass das Down-Syndrom bisher noch kein Thema zwischen ihnen und Sabine war. Auch Aufklärungsgespräche haben im turbulenten Familienalltag bis jetzt noch keinen Raum gefunden. Ich eröffne einen Raum für die Gefühle, die die Äußerungen ihrer Tochter in den Eltern hervorrufen. Die Mutter spricht über die große Traurigkeit, die sie erfüllt, wenn Sabine von ihren Kindern spricht und sie so real in ihren Alltag miteinbeziehen will. Sie ist sich sicher, dass sich Sabines Wünsche nach eigenen Kindern nicht erfüllen werden, weil sie nicht bereit sei, für ein Enkelkind Sorge zu tragen. Jede neue Zeichnung erlebt die Mutter wie einen Stich in ihr Herz, weil es sie so schmerzt, dass sich Sabines Wünsche nicht erfüllen werden. Der Vater ist besorgt, dass sich Sabine in ihren Träumen verlieren könnte und die Eltern sie gar nicht mehr erreichen würden.

Ausgehend von der Überzeugung, dass Sabine durch die stete Konfrontation ihrer Eltern mit ihren Vorstellungen ihr Bedürfnis nach Auseinandersetzung mit dem Down-Syndrom ausdrückt und dass sie erspürt, wie sehr sie damit ihre Eltern emotional erschüttert, erarbeite ich mit beiden, wie eine solche langsam begonnen werden kann. Ich bereite die Eltern darauf vor, dass das Einbringen der Realität mit Protest, Enttäuschung und auch Schmerz auf beiden Seiten verbunden sein wird. Sie stärken Sabine, wenn sie das gemeinsam aushalten, mit ihr trauern, aber dann im Sinn eines gemeinsamen familiären Phantasierens Perspektiven dahingehend eröffnen, was ihr alles möglich sein wird.

Jeder Lebensentwurf, in dem eine Grenze gegenüber zutiefst menschlichen Wünschen, wie Elternschaft, im Raum steht, bewegt auch mich als Behandlerin zutiefst. Anders als Sabines Eltern, die die Phantasien ihrer Tochter belasten, fühle ich mich berührt von ihrer sehr kreativen Auseinandersetzung mit ihren Zukunftsträumen. So wie die Eltern empfinde ich Traurigkeit darüber, dass sich ihr Ideal einer eigenen Familie mit großer Wahrscheinlichkeit nicht erfüllen wird. Das Wahrnehmen und Zulassen solcher Gefühle in der Psychotherapeutin ermöglicht es, empathisch jede einzelne Fragestellung zu verstehen und gemeinsam individuelle Lösungen zu entwickeln.

Gemeinsam träumen

Dieses gemeinsame Phantasieren oder Träumen, familiäre Reverie genannt, ist einer der Bereiche, in dem Phantasien sehr hilfreich und entlastend sein können. Eltern können ihren Kindern von ihren eigenen Plänen und Wünschen berichten und erzählen, welche sich erfüllten und welche nicht verwirklicht werden konnten. Oftmals ist das bei den sich im Lauf der Kindheit und Jugendzeit ändernden Berufswünschen der Fall. Dies kann zu einem lustvollen gemeinsamen Teilen von Vorstellungen und einem Nachdenken über Möglichkeiten und Grenzen werden, was ich mit einem nicht-klinischen Beispiel illustrieren möchte.

Simon Couvreur und Niklas Kern haben mir die Erlaubnis gegeben, von einem schon lange zurückliegenden lustvollen gemeinsamen Phantasieren zu berichten. Zu Weihnachten 2009 waren die beiden, Simons Mutter und ich zusammen mit vielen anderen Menschen zu einer Jause mit dem Bundespräsidenten in die Wiener Hofburg geladen (vgl. Lebersorger 2010, S. 19). Während der langen Ansprachen und Darbietungen im Vorfeld, denen wir aufgrund unseres Platzes weit hinten im Saal und des herrschenden Lärmpegels nicht folgen konnten, überraschten uns erwachsene Frauen die adoleszenten Burschen plötzlich mit ihrer provokanten Mitteilung, die Frau des

Bundespräsidenten küssen zu wollen, wenn sie ihre Begrüßungsrunde macht. Da ich die Haltung vertrete, dass auch von Menschen mit Down-Syndrom Liebesbezeugungen nur gegenüber vertrauten Personen angebracht sind, sagte ich sogleich, dass das nicht gehe. Das führte zu lachendem Beharren auf diesem Plan. So schlug ich vor, dass wir uns in unserer Phantasie gemeinsam überlegen könnten, wie die beiden das anstellen wollten. Wir hatten großen Spaß daran, uns verschiedene Möglichkeiten immer farbiger und übersteigerter auszumalen. Als das Präsidentenpaar später auch an unseren Tisch kam, gab es eine herzliche Begrüßung und gute Gespräche zwischen ihnen und den beiden Burschen. Über die phantasierten Küsse mussten wir auch später noch oft lachen.

Phantasien und deren Realitätsprüfung setze ich auch in der Arbeit mit Gruppen gerne ein. Wenn ich mich mit jungen Erwachsenen beispielsweise über vernünftiges Essverhalten auseinandersetze, dann führt uns unser Weg zuerst ins Schlaraffenland!

In der bereits im Kapitel 3 genannten Vorbereitungsgruppe auf das Leben in der inklusiven Wohngemeinschaft des Vereins »Ich bin aktiv« beschäftigten wir uns unter anderem mit Einkaufs- und Ernährungsfragen. Besonders lustvoll war es, das zu zeichnen und auszutauschen, was jeder am liebsten kaufen und verspeisen würde. Die phantasierten Gelüste der TeilnehmerInnen waren vor allem große Mengen von Pizzaschnitten, Lasagne, Döner Kebab und Leberkässemmeln in Kombination mit Cola und Eistee. Bei jeder Vorstellung an die Gruppe empörten sich die anderen, indem sie lustvoll kommentierten: »Oh nein!«, »Nicht gesund!« »Nicht erlaubt!« Das Gruppenkorrektiv zeigte, dass ein Bewusstsein über gesundes und ungesundes Essverhalten bereits verinnerlicht war, und verstärkte dies noch. Daran schloss eine Auseinandersetzung darüber an, was wir uns wünschen und in der Phantasie ganz plastisch ausmalen können, wie im Schlaraffenland. Dem gegenüber steht, was zu einem gesunden Leben mit Down-Syndrom beiträgt. Mit Hilfe von Rollenspielen wurden gute Kompromisse erarbeitet, die darin bestanden, dass sich gelegentliche Junkfood-Mahlzeiten mit Obst und Gemüse abwechseln müssen und zuckerhaltige Getränke eine genussreiche Ausnahme bleiben, die danach mit Wasser kompensiert werden.

Es ist eine Illusion zu erwarten, dass Schwelgen oder Probehandeln in der Phantasie sogleich zu nachhaltigem Erfolg führt, aber Wiederholungen eröffnen einen Weg dorthin. Wünsche lassen sich gut zeichnerisch, musikalisch, tänzerisch oder darstellerisch ausdrücken. Diese kreativen Dimensionen tragen dazu bei, zwischen Traum und Wirklichkeit zu unterscheiden.

Die Magie des Bandes

Für viele Menschen mit Down-Syndrom sind Bänder, Schnüre oder andere kleine bewegliche Gegenstände wichtige Objekte, die sie zentrieren und stabilisieren. Immer wieder beobachte ich in der Ambulanz, dass manche unserer kleinen und großen PatientInnen diese Bänder während der Gespräche direkt vor ihren Augen oder seitlich des Kopfes hin und her bewegen. Stereotype Bewegungen dienen nicht nur der motorischen Abfuhr von Spannung, sondern haben auch stets eine psychische Dimension. Ihre Bedeutung kann sehr unterschiedlich sein: vom »Sich-Wegträumen« aus einer neuen oder aufregenden Situation in einen angenehmen, beinahe hypnotischen Zustand bis hin zum Ausdruck freudiger Erregung. Wenn Menschen mit Down-Syndrom diese Bänder immer bei sich tragen, fungieren sie, wie bereits im Kapitel 3 beschrieben, als »Übergangsobjekte«, die Trennungen erleichtern, Ängste bannen und beruhigen. Andere verwenden sie nur punktuell, wie das folgende Beispiel zeigt.

Kurz vor Beginn der COVID-19-Pandemie war ich erneut mit Simon Couvreur im Einsatz, als wir gemeinsam in eine Radiosendung eingeladen waren. Seither stehen wir in regelmäßigem, durch die Lockdowns vorwiegend virtuellen Kontakt, um über unsere Erfahrungen zu schreiben (vgl. Couvreur und Lebersorger 2020, S. 11; 2021, S. 4ff.; Lebersorger 2020, S. 12f.). Simon Couvreur wurde durch die gemeinsame Arbeit angeregt, auch eigene Artikel zu schreiben, die beispielsweise seine Erfahrungen im Lockdown oder als Selbstvertreter in Lehrveranstaltungen und Fortbildungen thematisieren (vgl. Couvreur 2021, 2022a, 2022b, 2023). Er hat mir gestattet, von unserem Nachdenken über »seine Schnüre«, das sich dabei zufällig ergab, und das gemeinsam entwickelte Verständnis zu berichten. Simon nahm von Zeit zu Zeit während unserer Gespräche eine Schnur zur Hand, die er seitlich von sich bewegte. Ich habe dies zwar beobachtet, hätte es von mir aus aber nicht thematisiert, bis er ansprach, dass es ihn verdrieße, von dieser »Unart« nicht lassen zu können. Er erzählte mir, dass seine Umgebung möchte, dass er damit aufhöre, weil es sie störe, dass er dadurch wie schwer behindert aussehe. Es würde ihm aber trotz Bemühungen nicht gelingen. Wir überlegten gemeinsam, was das Spielen mit der Schnur bedeuten könnte, indem wir uns damit auseinandersetzten, in welchen Momenten er zur Schnur greift. Es zeigte sich, dass sie für Simon dann wichtig ist, wenn er aufgeregt oder angespannt ist. Er nimmt sich dann während eines Gesprächs ganz unbewusst eine seiner Schnüre. Darüber nachzudenken, was ihn bei verschiedenen Themen oder in unterschiedlichen Situationen aufwühlt, lohnt sich, weil es sein Verständnis über sich erweitert. Er braucht das Hantieren mit der Schnur nun nicht mehr als Unart zu sehen, sondern als eine Möglichkeit der Selbstberuhigung. Darüber hinaus beginnt er zu überlegen, womit er sich sonst noch beruhigen könnte beziehungsweise warum ihn manche Themen aufregen. Er nimmt sich vor, in Zukunft die Wichtigkeit der Schnur für ihn zu kommunizieren, wenn er wieder zurechtgewiesen werden sollte, aber auch Alternativen auszuprobieren. Dieses Beispiel möchte anregen und neugierig machen, die unterschiedlichen psychischen Bedeutungen der bewegten Bänder zu erkunden, sich darüber auszutauschen und dadurch einen Menschen mit Down-Syndrom zu befähigen, sich besser zu verstehen.

7. Kapitel
Same, same but different!

> »Ich habe das Down-Syndrom, sehen kann man das nicht. – Nur wenig. Weil ich ein ganz normales Wesen als Mensch bin.«
>
> *Lisi Mair 2020, S. 32*

Orientierung von Anfang an

Immer wenn es um das Thema Identität geht, fällt mir der Titel eines Films von Detlev Buck aus dem Jahr 2009 ein, der sich mit der Begegnung der westlichen mit der fernöstlichen Kultur auseinandersetzt: *Same, same but different*.[5] So erlebe ich die bio-psycho-soziale Entwicklung von Menschen mit Down-Syndrom. In den allermeisten Bereichen gibt es keine Unterschiede. In einigen aber bestehen diese sehr wohl, wobei sie nicht bei allen Menschen mit Down-Syndrom gleich ausgeprägt sind. Um sicher durch das Leben gehen zu können, ist es für jeden bedeutend, Gewissheit bezüglich der eigenen, unverwechselbaren Identität zu erwerben (vgl. Erikson 1992). Sie umfasst alle Aspekte, die uns ausmachen, und ist für Menschen mit und ohne Down-Syndrom ganz gleich. Erst im Jugendalter verfügen wir über die geistigen und emotionalen Fähigkeiten, ein Bild von sich selbst zu verinnerlichen, das die Basis für genügend Selbstsicherheit im Erwachsenenalter bildet. Dazu ist es unerlässlich, die eigenen Stärken und Schwächen zu kennen und zu akzeptieren, aber auch die eigenen Besonderheiten wie das Down-Syndrom mit all seinen Herausforde-

5 https://de.wikiwiki/Same_Same_But_Different_(Film) [18.10.2020].

rungen. Wenn ein Mensch seine Begabungen kennt, kann er sie stolz gezielt entwickeln. Wenn ein Mensch seine Besonderheiten kennt und versteht, kann er sich ihnen zu seinem Nutzen stellen. Wenn jemand beispielsweise nicht mehr scharf sehen kann und durch eine Untersuchung von seiner Sehschwäche erfährt, wird er für viele Tätigkeiten zur Brille greifen.

Die Auseinandersetzung mit existenziellen Themen ist für viele Eltern nicht einfach, weil sie mit starker Emotionalität verbunden sind. Alle Eltern, die mit der Diagnose Down-Syndrom konfrontiert wurden, kennen die damit einhergehenden, beinahe unaushaltbaren Gefühlszustände. Der bereits beschriebene schmerzhafte Abschied von ihrem Wunschkind steht am Beginn ihrer Beziehung zu ihrem ganz besonderen realen Kind. Nach der ersten Auseinandersetzung mit dem Down-Syndrom erfordert auch jede neue Entwicklungsphase einen Abschied von Erwartungen und kann zu weiteren aufwühlenden Momenten führen, wie sie sich beispielsweise beim Kindergarteneintritt oder Schulbeginn im Vergleich mit Gleichaltrigen einstellen.

Auf der Basis dieser eigenen schmerzhaften Erfahrungen ist es nur allzu verständlich, dass viele Eltern ihr Kind davor schützen wollen, durch ein Wissen um das Down-Syndrom gekränkt, verletzt, geschwächt oder traurig gemacht zu werden. Sie befürchten, ihr Kind in ein ähnliches Gefühlschaos wie jenes, in dem sie sich befanden oder immer wieder noch selbst befinden, zu stoßen. Sie vermeiden, das Down-Syndrom zu benennen und darüber mit ihrem Kind zu sprechen. Im Kind führt diese Aussparung oftmals zu Unsicherheit und Anspannung. Ein bewusstes oder unbewusstes Ausklammern der Thematik erlebe ich selbst bei Eltern, denen eine kognitive Förderung und somit das Erreichen einer Reflexionsstufe, die Unterschiede wahrnimmt und hinterfragt, besonders wichtig ist.

Alle Eltern haben den Wunsch, ihrem Kind für ihr späteres Leben eine sichere Basis zu schaffen. Wenn ein Kind über sein Down-Syndrom Bescheid weiß, wird es zunehmend Untersuchungen und Behandlungen nicht als Strafe, sondern als Notwendigkeit für ein gesundes Leben begreifen und diese später vielleicht sogar selbstverantwortlich einfordern können. McGuire und Chicoine weisen auf den

Zusammenhang zwischen körperlicher und psychischer Gesundheit hin (2008, S. 29ff.). Ziel ist es, Beschränkungen nicht als eigenes Versagen und Vorteile nicht als Willkür, sondern in ihrer Beziehung zum Down-Syndrom zu sehen und zu akzeptieren.

Idealerweise erfolgt die Auseinandersetzung mit dem Down-Syndrom innerhalb der Familie ganz natürlich von Beginn an, indem das Thema nicht tabuisiert wird. Bereits Kinder sollen hören, dass sie in der Spielgruppe andere Kinder mit Down-Syndrom treffen, dass ihre Eltern zu einem Vortrag über Down-Syndrom gehen oder dass sie in der Down-Syndrom Ambulanz einen Termin haben. Es gibt Orientierung, schon im Vorfeld zu erklären, dass dort die Mitarbeiterinnen dabei helfen, mit dem Down-Syndrom gesund zu bleiben oder zu werden.

Frühes Wissen-Wollen

Immer wieder berichten mir Eltern, dass sich ihre Kinder schon lange vor der Pubertät mit ihrem Besonders-Sein auseinandersetzen. So wie Motopädagogin Thesi Zak, mit der das Ambulanzteam projektbezogen zusammengearbeitet hat, in ihrem Mail vom 3. Juli 2019:

> »(...) Adrian jedenfalls geht es gut, und er freut sich schon mächtig auf die Schule! Er hat in letzter Zeit 2x gefragt: ›Adrian warum Sprechclaudia (Logopädin)?‹ – ›Adrian warum Pferdeclaudia (Hippotherapeutin)?‹ – Also dürfte ihm bewusst sein, dass diese Termine spezielle für ihn sind.
>
> Im ersten Fall habe ich ihm erklärt, dass die ›Sprechclaudia‹ mit ihm übt, deutlicher zu sprechen, weil wir ja immer wieder bitten müssen, dass er noch einmal sagt, was er sagen möchte, und damit wir ihn besser verstehen. Bei der Frage zur ›Pferdeclaudia‹ erklärte ich ihm, dass das Reiten seine Muskeln stärker macht und er dadurch noch kräftiger wird.

Ich habe also das Gefühl, dass er nachdenkt, warum er dies oder das macht / machen muss, was andere in der Familie nicht machen, und ich habe daran gedacht, dass Pablo Pineda ja erzählt, dass ihn ein Lehrer in der Schule aufgeklärt hat, dass er DS hat.

Nun meine Frage an dich: Wann und wie sollte ich / sollten wir Adri sagen, was ihn von den meisten anderen unterscheidet?

Ich kann mir gut vorstellen, dass ihm nach der ersten Schuleinstiegs-Aufregung auffallen wird, dass er – mit ein paar anderen – eine eigene Lehrerin bzw. ein Sonderprogramm hat. Im Kindergarten war er voll integriert ohne ›Sonderstatus‹.«

Adrian verfügt bereits mit sechs Jahren über einen Wortschatz, der es ihm erlaubt, diese Fragen zu stellen. Und er ist es gewohnt, miteinander zu reden, sodass er seine Beobachtungen mit seinen Eltern teilt. Ich bespreche mit seiner Mutter, dass er sicher weitere Fragen stellen wird und sie in einem Moment, in dem er dafür offen ist, davon sprechen könnte, dass er ein Bub mit Down-Syndrom ist. Darauf aufbauend wird er immer mehr wissen wollen.

Mehr als ein Jahr später, als mir Thesi die Erlaubnis gibt, diese Erfahrungen in mein Buch aufzunehmen, ergänzt sie am 13. Oktober 2020:

»Adrian saß bei Tisch und klappte plötzlich seine Fußsohlen an die Ohren. dann sagte er: ›Mama auch!‹ Ich erklärte, dass ich das noch nie konnte und nie können werde. Daraufhin fragte er alle in der Familie durch, ob die es denn nachmachen könnten. Als wir alle durch hatten, sagte ich zu ihm: ›Adrian, das kannst nur du, weil du das Down-Syndrom hast. Dadurch hast du super dehnbare Muskeln, und das ermöglicht nur DIR, die Fußsohlen an die Ohren zu klappen!‹ Er dachte kurz darüber nach und sagte dann voller Überzeugung: ›Bastian auch!‹ (Das ist sein bester Freund, der auch Down-Syndrom hat.) Ich bejahte, und er freute sich mega darüber! Ich muss ehrlich sagen, ich war völlig verblüfft, dass er sichtlich nachgedacht hat, wer das noch könnte und ganz klar erkannt hat, dass sein Freund auch Down-Syndrom hat!!!«

Auch Maria Grossauer, ehemalige Mitarbeiterin von Down-Syndrom Österreich, fasst ihre Erfahrungen, die sie mir im Rahmen eines Treffens erzählte, am 13. Oktober 2020 für mich schriftlich zusammen:

> »Felix war in der dritten Klasse der Volksschule, und uns ist aufgefallen, dass er sehr ruhig und gedrückt wirkte, was nicht seiner sonstigen Art entsprach. Er hatte auch, wenn ich ihn darauf ansprach, Tränen in den Augen. Irgendwie versuchte ich immer wieder über verschiedene Fragen zu ihm durchzukommen, und nach ein bis zwei Tagen brach es dann regelrecht aus ihm heraus: ›Alle anderen sind besser als ich, die können Englisch und Mathe und ich kann GAR NICHTS!‹ Das traf mich in Mark und Bein, das wünscht man niemanden, dass er so über sich selbst denkt. Und dann noch dieser unerschütterliche Felix, der sonst vor Selbstbewusstsein (manchmal auch vor ordentlicher Selbstüberschätzung) nur so strotzte. Er war echt verzweifelt und hatte das Gefühl, alle Kinder in seiner Klasse sind besser, schneller, größer und gescheiter als er.
>
> Ich habe an dieser Stelle all mein Wissen, das ich bis dahin über das Down-Syndrom selbst und über die Herausforderungen gesammelt hatte, ausgepackt und sicher eine Stunde lang intensiv mit Felix geredet. Ich habe ihm erklärt, was das Down-Syndrom selbst ist (mit den Chromosomen und allen Details), und dass es (auch) möglich ist, dass das der Grund ist, warum er die Situation so sieht. Zeitweise dachte ich mir schon, dass es vielleicht zu viel an Information ist, aber ich habe halt wirklich versucht, alles, was ich weiß und von dem ich dachte, dass es hilfreich sein könnte, zu erklären. Dann bin ich dazu übergegangen, ihm irgendwie zu versichern, dass nicht alle gleich sind und nur er anders ist, was schwierig ist in einer Klasse, die wirklich aus Down-Syndrom-Sicht sehr homogen wirkt. Ich habe die Kinder, die ich kannte, beschrieben und dann geschildert, was sie besonders gut können und was nicht so gut. Und dann was er besonders gut kann und nicht so gut. Ich habe versucht, möglichst viele unterschiedliche Eigenschaften und Talente in jeder Richtung aufzuzählen.

Er hat dabei die ganze Zeit auf den Boden geschaut. Es ist ihm wirklich richtig elend gegangen. Mir hat es das Herz fast zerrissen, weil ich nicht wusste, ob ich ihm helfen kann. Irgendwann hat er plötzlich aufgeschaut und mich gefragt: ›Mama, was kann ich noch mal besonders gut?‹ Da wusste ich, dass zumindest ein Funke angekommen ist und dass das Gespräch etwas bringt. Ich habe ihm auch versichert, dass ich ihn verstehe und dass wieder bessere Zeiten kommen und er wieder glücklich sein werde. Daraufhin hat er mich recht verzweifelt gefragt: ›Aber wann?‹ Das konnte ich ihm nicht beantworten, aber versichern, dass es so sein würde. Er ist dann sehr geknickt an diesem Tag schlafen gegangen, und ich habe mich auch richtig schlecht gefühlt. Nach drei Stunden steht er plötzlich oben auf der Stiege zu seinem Zimmer, grinst bis über beide Ohren und sagt: ›Mama, Papa, danke, dass ihr für mich da seid, es geht mir JETZT schon besser!‹ Ich kann das nicht mal schreiben ohne Tränen in den Augen. Das war einer der Momente, wo ich wieder mal wusste, es ist alles möglich und kann gut werden.

Ab diesem Moment hat er sich extrem für das Down-Syndrom interessiert und sich immer gefreut, wenn er jemanden mit Down-Syndrom gesehen hat. Manchmal erkennt er es auch bei anderen. Wenn ich ihn jetzt manchmal frage, warum er das oder das getan hat, sagt er: ›Mama, das ist ein Tick, ich habe Glückschromosom, ich kann nicht anders.‹ – ›Glückschromosom‹ kommt noch von der Tagung, das hat er immer wieder gelesen und mich gefragt, was das sei. Er sagt seitdem nur, er habe Glückschromosom, nicht Down-Syndrom, das gefällt ihm besser, er empfindet es auch meistens so.«

Nichts vom Down-Syndrom wissen (wollen)

In Rahmen unserer Ambulanztätigkeit zeigt sich, dass viele Kinder, Jugendliche, aber oft auch Erwachsene nicht wissen, wo sie sich befinden, wenn sie unsere Ambulanz aufsuchen. Eltern sind oftmals irritiert, wenn wir erwachsenen Patientinnen und Patienten gegenüber das Down-Syndrom im Beratugsgespräch erwähnen. Bei Kindern und Jugendlichen klären wir mit den Eltern im Gespräch ab, ob in der Familie über das Down-Syndrom bereits gesprochen wurde. Wenn nicht, bieten wir einen Beratungsprozess an, der den Eltern emotional ermöglichen soll, bei passender Gelegenheit die Auseinandersetzung mit dem Down-Syndrom zu beginnen. Ganz individuell gilt es herauszufinden, bei welcher Gelegenheit die Eltern dieses Thema einbringen könnten, damit es dem Kind nicht zu einem Zeitpunkt, an dem es für die Information nicht offen ist, in Form einer »Aufklärung« übergestülpt wird. Es ist für Eltern entlastend zu hören, dass nichts versäumt ist, wenn es ihnen nicht bei der ersten passenden Gelegenheit gelingt, darüber mit ihrem Kind zu reden. Wenn in ihnen die Bereitschaft dazu besteht, dieses Thema zu eröffnen, wird sich ein gut passender Moment finden.

Immer wieder begegne ich aber auch Eltern, die diese Mitteilung an ihr Kind und eine diesbezügliche Auseinandersetzung ablehnen. Oft erlebten sie eine traumatische Diagnosemitteilung, die nicht verarbeitet werden konnte und mit der Angst vor einer Traumatisierung des Kindes verbunden ist.

Die Eltern des siebzehnjährigen Emils kommen alleine zum Erstgespräch in die Down-Syndrom Ambulanz und berichten verzweifelt von ihrer Ratlosigkeit bezüglich Emil, der nicht zu bewegen war, mit ihnen mitzukommen. Seit einiger Zeit macht sein Verhalten die Eltern hilflos. Er hat in den letzten Wochen begonnen, sich mehr und mehr zurückzuziehen und ist nur mit Mühe dazu zu bewegen, am Morgen aufzustehen. Wenn es der Mutter mit viel Zureden gelingt, ihn aus dem Bett zu bringen, legt er sich meist auf das Wohnzimmersofa, wendet sich vom Raum ab, spricht nicht mehr, sondern nickt oder schüttelt nur den Kopf, wenn er etwas gefragt wird, und muss zum Essen gedrängt werden. Als Emil noch vor Kurzem in seine neue Schule ging, zog er sich dort ebenfalls zurück, unterbrochen von zwei aggressiven Ausbrüchen einer seiner neuen Lehrerinnen gegenüber. Diese informierte die geschockten Eltern vorwurfsvoll darüber und schlug vor, Emil einem Psychiater vorzustellen. Die Mutter äußert ihre Angst darüber, dass ihr Zweitgeborener, der im Vergleich zu seiner älteren Schwester immer der »Sonnenschein« der Familie war, in seinem Rückzug ausweglos verharren könnte.

Beim gemeinsamen Nachdenken über die letzten Wochen erzählen die Eltern, dass sie fürchten, Emils Verhalten hänge mit seinem Wechsel von seiner alten Klasse, in die er gerne gegangen war, in die neue zusammen. Diese besuchen Jugendliche mit besonderen Bedürfnissen, um sich für eine Berufstätigkeit zu qualifizieren, und es ginge dort nicht so geschützt zu wie in der alten Kleingruppe. Die neue Klasse sei sehr heterogen, und mehrere Jugendliche kämen aus sozial schwachem Milieu. Auch habe Emil seine vertrauten Lehrerinnen verloren. Das stelle für ihn einen weiteren Verlust nach dem Tod seines Großvaters in den Sommerferien dar, auf den er überraschenderweise kaum reagiert habe, obwohl er Opas Liebling gewesen sei. Der Vater berichtet, dass Emil vor einiger Zeit das Wort »behindert« verwendet habe, er wisse nicht mehr genau in welchem Zusammenhang. Aber er wäre sehr erschrocken, weil die Familie immer alles getan habe, um Emil nicht das Gefühl zu geben, behindert zu sein. Die Mutter ergänzt, dass sie dem Vater noch gar nicht erzählt habe, dass Emil sie vor Kurzem angesehen und gefragt habe, ob er normal sei. Sie habe ihn umarmt und ihm versichert, dass er ganz normal sei. Sie wäre daraufhin ganz erschüttert darüber gewesen, was für Gedanken er sich mache, und vermute, dass ihn einige seiner neuen Mitschüler als abnormal oder behindert beschimpft hätten.

Als ich die Eltern frage, ob und wie das Thema Down-Syndrom Emil gegenüber kommuniziert wurde und wird, schauen sie mich ganz erstaunt und skeptisch an und beteuern, Emil wisse natürlich nichts darüber und solle es auch nicht erfahren. Nachdem Emils zaghaftes Fragen bei den Eltern Erschrecken hervorgerufen hat, stellt er seine Frage nonverbal mit Abwendung und Rückzug. Er behindert sich selbst und die familiären Beziehungen, um über die Handlungssprache eine Beschäftigung mit seinen Fragen zu erreichen. In der Hilflosigkeit, die Emils Eltern empfinden, drückt sich auch seine Hilflosigkeit in Bezug auf Orientierung aus.

So wie in diesem Beispiel gibt es immer wieder Beratungsprozesse, in deren Rahmen es nicht gelingt, mit den Eltern ein Verständnis für die Probleme ihres Kindes und Lösungsschritte zu erarbeiten. Es ist oft belastend, die Grenzen unseres Tuns zu erleben und auszuhalten, was durch den Austausch im Team gemildert wird. Auch wenn sich Eltern unsere Empfehlungen nicht umsetzen, finden sie stets eine offene Türe. Wir reflektieren gemeinsam, wo eine Gefährdung der Kinder und Jugendlichen besteht, um die Kinder- und Jugendhilfe zu informieren und einzubinden. Glücklicherweise ist ein solcher Schritt selten notwendig.

Für Eltern sind die Reaktionen ihrer Kinder oftmals eine besondere Herausforderung: So lehnen sich manche Jugendliche heftig gegen das Down-Syndrom auf oder äußern, dass sie mit anderen Menschen mit Down-Syndrom nichts zu tun haben wollen (vgl. Sinasson 2000, S. 203). Dies ist als ein entwicklungsadäquater adoleszenter Protest zu verstehen. Die Akzeptanz der eigenen Einzigartigkeit und Besonderheit ist für alle Menschen ein lebenslanger Prozess mit angenehmen und schmerzhaften Aspekten. Sehr hilfreich ist es, wenn Eltern ihren Kindern, die das Down-Syndrom verleugnen, beruhigend sagen können, dass die eine Seite ihres Kindes wünscht und denkt, nichts mit dem Down-Syndrom zu tun zu haben, dass aber die andere Seite weiß, dass es das Down-Syndrom hat. Diese andere Seite weiß und spürt auch, was für ein toller Mensch es ist und wie sehr es geliebt wird. Solche Gespräche müssen in Zeiten der Ablehnung öfters geführt werden, bevor eine Integration von teils unerwünschten Selbstanteilen erfolgen kann. Jugendliche und junge Erwachsene brauchen in einer solchen Situation Eltern oder Betreuungspersonen, die die dahinterliegende Dynamik verstehen und die im Sinn der verantworteten Schuld (vgl. Kapitel 4) mit ihnen trauern, ihre Ablehnung aushalten können und die damit verbundenen Gefühle nicht bagatellisieren.

Andere Jugendliche wiederum provozieren ihre Eltern, indem sie darauf bestehen, sich alles aufgrund des Down-Syndroms erlauben zu können. Beide Extreme können Eltern ziemlich ratlos und traurig machen.

Die Außerirdischen

Das Nachdenken über das eigene Sein kann trotz altersgemäßer Aufklärung, wie beispielsweise mit Unterstützung durch das Buch von Gaby Lederer (2007), zu ganz unterschiedlichen, individuellen Phantasien führen.

In der Familie des 22-jährigen Xaver findet, anders als bei Emil, eine offene Auseinandersetzung mit dem Down-Syndrom statt. Er wird am 2. Tag eines Berufsvorbereitungslehrgangs von einer besorgten jungen Pädagogin einem Erwachsenenpsychiater vorgestellt, weil er in einer Essenspause fest und steif behauptet hat, ein Transformer zu sein. Der Arzt diagnostiziert eine Psychose und verschreibt antipsychotische Medikation. Xaver, den ich seit seiner Kindheit kenne, ist verbal und kognitiv sehr gut entwickelt und gestaltet seine Freizeit aktiv und autonom. In seiner Familie ist das Thema Down-Syndrom von Beginn an präsent. Im Gespräch, das seine Eltern nach diesem Vorfall, der sie sehr besorgt gemacht hat, für ihn in der Down-Syndrom Ambulanz vereinbart haben, führt Xaver eloquent aus, dass er ein Besonderer sei und besondere Fähigkeiten, aber nicht das Down-Syndrom habe. Er könne sich so gut in seine Rolle in einem Tanzstück, das bald zur Aufführung kommen werde, hineinversetzen, dass er kürzlich, als er einen Film über Transformer sah, erkannt habe, dass er ja selber ein Transformer sei.

Aus einem früheren Elterngespräch weiß ich, dass sich Xaver schon länger mit dem Down-Syndrom auseinandersetzt und seinen Eltern gegenüber stets betont, einmal eine Freundin ohne Down-Syndrom haben zu wollen, weil ihm Frauen mit Down-Syndrom nicht gefielen. Ich sage zu Xaver, dass ich mir vorstellen könne, dass es da zwei Seiten in ihm gäbe: Jene, die weiß, dass er ein junger Mann mit Down-Syndrom sei, und jene, die sich in der Phantasie etwas anderes ausdenkt. Ich spreche davon, dass er recht hat damit, dass er sich beim Tanzen in eine andere Rolle transformiere, dass damit sein Down-Syndrom aber nicht verschwinden werde, was sicher kein angenehmer Gedanke sei. Xaver bejaht, äußert seine Traurigkeit darüber, aber auch Enttäuschung über eine Tänzerin, die sich von ihm ab- und einem anderen jungen Mann zugewandt hat. Wir sprechen über Liebeskummer, über Konflikte in der neuen Lehrgangsgruppe und darüber, wie wichtig es ist, sich darüber mit jemand anderem als den Eltern austauschen zu können. Xaver ist interessiert daran, zu einem Kollegen, der Erfahrung in der Arbeit mit Menschen mit Down-Syndrom hat, in Psychotherapie zu gehen.

Assoziationen von übermenschlichen oder extraterritorialen Wesen zum Down-Syndrom stellen eine kreative Möglichkeit dar, mit der schicksalhaften Besonderheit umzugehen. So assoziiert der Fotograf und Reisereporter Fabian Sixtus Körner zu seiner Tochter Yanti sowohl einen Cyborg, als er sie auf der Neugeborenen-Intensivstation besucht (2019, S. 154), als auch eine Außerirdische mit besonderen Fähigkeiten:

> »Mein Kind ist eine Außerirdische, und ich will, dass sie glücklich wird in dieser Welt.« (2019, S. 142)

> »Doch Yanti, die Außerirdische, nimmt es gelassen. Wir können uns glücklich schätzen, dass sie kein hysterisches Kind ist. Im Gegenteil. sie schreit nicht und weint ihre erste Träne, als ihr in der sechsten Lebenswoche ein Impfstoff gespritzt wird.« (2019, S. 154)

Im Begleitprojekt der Ausstellung *Touchdown. Eine Ausstellung mit und über Menschen mit Down-Syndrom,* die von 29. Oktober 2016 bis 12. März 2017 in der Bundeskunsthalle Bonn gezeigt wurde, erkunden zum Beispiel sieben außerirdische Astronautinnen und Astronauten mit Trisomie 21 ihre Geschichte vom Altertum bis in die Gegenwart (Wolfs 2016, S. 4ff.).

Für Eltern kann es besonders belastend sein, wenn Kinder und Jugendliche keine Fragen stellen oder aufgrund ihrer sprachlichen und kognitiven Fähigkeiten nicht zu verstehen scheinen. Auch wenn der Eindruck besteht, dass ihr Kind nicht begreift, was ihm mitgeteilt wird, so ist es für das Kind hilfreich zu hören, dass es ein Mensch mit Down-Syndrom ist. Eltern helfen ihm, sich zu orientieren, indem sie in Worte fassen, wenn es fröhlich, entspannt, aber auch enttäuscht, traurig oder wütend ist. Es ist hilfreich, wenn sie ansprechen, dass Dinge, die sich ihr Kind wünscht, aufgrund seiner Besonderheit nicht verwirklichbar sind. Gleichzeitig sollte es hören, was möglich ist und worin seine individuellen Begabungen bestehen. Finden Eltern Worte für Fragen, Gefühle und Zustände, die ihr Kind selbst nicht auszudrücken vermag, so sind sie ihm damit eine große Stütze für die Entwicklung seines Ichs!

Spätestens mit dem Erreichen der Adoleszenz nehmen alle Jugendlichen die Differenzen zwischen sich und der Peergroup wahr. Je nach ihrem kognitiven Entwicklungsstand und ihrer sprachlichen Ausdrucksfähigkeit reagieren sie darauf verbal oder nonverbal. Selbst wenn Menschen mit Down-Syndrom kognitiv und sprachlich schwer retardiert sind, drücken sie in einer Phase, in der es um Ablösung und Selbstbestimmung geht, das Erleben ihrer Besonderheit und der damit verbundenen Einschränkungen mit Symptomhandlungen aus, wenn sie keine Antworten erhalten. Ich-stützendes Benennen ihrer Gefühle und Erklärungen zu ihrer Situation sind selbst bei völligem Fehlen von Aktivsprache hilfreich. Behinderte finden jedoch zu wenig Menschen, die zu ihnen über Intrapsychisches sprechen (vgl. Datler, 2006).

Noch immer werden Symptome, wie Rückzug, Essensverweigerung, Davonlaufen, Selbst- und Fremdaggression, die vielfach im Jugend- und frühen Erwachsenenalter als Reaktion auf das Erkennen des Anders-Seins auftreten, als psychiatrische Erkrankungen missverstanden und mit dem Ziel der Ruhigstellung behandelt.

Jahrelange Erfahrung und eingehende theoretische Überlegungen haben mich überzeugt, dass die Auseinandersetzung mit dem Down-Syndrom stärkt und nicht schwächt. Viele Kinder, die unser Ambulanz-Team über Jahre durch Höhen und Tiefen ins Erwachsenenalter begleitet hat, bestärken uns in dieser Haltung.

Junge Frauen wie Lisi Mair und Magdalena Tichy, die mir ihre Texte für das Buch zur Verfügung gestellt haben, und Johanna Ortmayr, seit 2018 Präsidentin und nach dem geplanten Tausch mit Michael Sebald Vizepräsidentin von Down-Syndrom Österreich, vermitteln ihnen relevante Themen und vertreten die Anliegen von Menschen mit Down-Syndrom. Simon Couvreur äußert sich mehrfach medial zum Down-Syndrom (vgl. Couvreur und Lebersorger 2020, S. 11). Er und seine drei Mitbewohner, Alexander Stuchlik, Niklas Kern und Severin Neira, in der inklusiven Wohngemeinschaft von »Ich bin aktiv« bestechen durch Beziehungs- und Arbeitsfähigkeit und verwirklichen sich kreativ in der Dance Company des Tanzvereins »Ich bin OK«,[6] im Musizieren und bildlichen Darstellen (vgl. Lebersorger 2020, S. 12f.).

6 https://ichbinok.at/dance-company/ [18.10.20]

8. Kapitel
Achterbahnfahrten!

»Mumin dachte an die Seepferdchen. Irgendetwas war mit ihm passiert, er war ein neuer Mumin mit neuen Gedanken und war gern allein. In letzter Zeit fanden seine Spiele im Kopf statt, und das war viel spannender. Es spielte mit Gedanken, die ihn selbst und die Seepferdchen betrafen, Mondscheingedanken...«

Jansson 2014, S. 130

Chancen und Grenzen des Jugendalters

In fast allen Familien gibt es bewegte Zeiten mit pubertierenden Kindern. Diese gehen aber wieder vorbei, die Jugendlichen reifen, lösen sich zunehmend ab, werden selbständige junge Erwachsene und begegnen ihren Eltern auf dieser neuen Ebene. Bei Jugendlichen mit Down-Syndrom verläuft diese Entwicklung oftmals anders. Die adoleszenten Schwierigkeiten bleiben bestehen oder vertiefen sich sogar im Erwachsenenalter. Kinder, die bis zur Pubertät weitgehend problemlos waren, machen ihren Eltern zunehmend mehr Sorgen, je älter sie werden. Daher ist es mir ein großes Anliegen, durch einen verstehenden Zugang für das Erwachsenenalter vorzusorgen, dessen psychische Stabilität von einer gelungenen Bewältigung der Herausforderungen des Jugendalters abhängt.

In der Down-Syndrom Ambulanz werden häufig erwachsene Menschen vorgestellt, die sich bis zu Beginn ihrer Jugendzeit gut entwickeln, dann aber einen Stillstand, manchmal einen Rückschritt in Bezug auf ihre Entwicklung erleben. Diese zeigen sich in depressiven Zustandsbildern, Rückzug aus dem Alltag, Verweigerung in Bezug auf Anforderungen und Aktivitäten, aggressivem oder selbstschädigendem Verhalten sowie übermäßigem Essen. Um die dahinterliegende Psychodynamik zu verstehen, dürfen die dramatischen körperlichen, kognitiven und emotionalen Veränderungen nicht außer Acht gelassen werden.

Das Jugendalter gliedert sich in Pubertät und Adoleszenz. Es ist die schwierigste aller Entwicklungsphasen, sowohl für die Jugendlichen als auch für ihre Eltern, weil es eine Zeit größter Verunsicherung darstellt.

Seitens der Jugendlichen besteht diese Verunsicherung in den Veränderungen, die ihren Körper, ihren Geist und ihre Gefühlswelt betreffen.

Bei ihren Eltern ist die Verunsicherung durch Infragestellung der eigenen Person seitens der Jugendlichen und durch ihr Wegstreben gegeben. Dazu gesellt sich oftmals ein Gefühl der Trauer um den Verlust des im Gegensatz zum Jugendlichen relativ unkomplizierten Kindes. Ich kann Anna Freuds Worten nur uneingeschränkt zustimmen, wenn sie schreibt:

> »Es gibt wenige Situationen, die schwerer zu ertragen sind, als das Zusammenleben mit heranwachsenden Kindern, die nur ein einziges Ziel herbeisehnen, sich von den Eltern zu befreien.« (1958, S. 1768f.)

Für liebende, engagierte Eltern ist das Jugendalter die herausforderndste Zeit mit ihren Kindern, mit und ohne Down-Syndrom! Bei Eltern von Kindern mit intellektuellen Beeinträchtigungen kommt die Sorge dazu, in welcher Weise ihr Kind mit den Anforderungen eines Erwachsenenlebens zurechtkommen wird. Es überrascht mich immer wieder, wie wenig eine Vorbereitung auf diese Zeit des Umbruchs in die alltäglichen familiären Auseinandersetzungen einfließt.

Die Veränderungen halten für Jugendliche mit Down-Syndrom Chancen und Grenzen bereit: mehr Eigenständigkeit, die Möglichkeit die eigenen Stärken und Schwächen zu erkennen und sich damit auseinanderzusetzen, das Finden einer passenden Form der Ablösung. Wenn die eigenen Grenzen – meist kein Führerschein, keine eigene Familie, mehrheitlich Arbeiten in Tagesstätten, betreutes Wohnen, Wünsche und Sehnsüchte, die sich nicht erfüllen – nicht angenommen werden können, kann das Erwachsenwerden enttäuschend und belastend sein.

Pubertäre Wucht

Die körperlichen Veränderungen beim Übertritt von der Kindheit ins Jugendalter werden »Pubertät« genannt. Dieser »zweite Gestaltwandel« (der »erste Gestaltwandel« findet auf der Schwelle vom Vorschul- zum Schulkind statt) stellt sich meist schon vor der kognitiven und emotionalen Reifung ein. Er findet relativ gleichzeitig bei Kindern mit und ohne Behinderungen statt. Das Einsetzen des körperlichen Reifungsprozesses ist individuell aber sehr verschieden und erfolgt durchschnittlich zwischen dem 12. und 15. Lebensjahr, bei Kindern mit Down-Syndrom lange vor ihrer geistig-emotionalen Reife. In allen westlichen Industrieländern ist eine stete Vorverlagerung des Pubertätsbeginns beobachtbar, was für Kinder umso schwieriger ist, wenn eine große Diskrepanz zwischen körperlicher und geistiger Entwicklung besteht.

Die Reifungsprozesse sind unvermeidbar und endokrin gesteuert, indem Hormone das Kind mit großer Wucht überschwemmen. Die damit einhergehenden körperlichen Veränderungen sind umso schwieriger akzeptierbar, je weniger ein Kind darauf vorbereitet ist. Sie können zu Angstüberflutung führen, die sich in Anspannung, Aggression, und/oder Trotz äußern kann. Vor allem das schubweise, nicht harmonische Wachstum irritiert alle Jugendlichen. Es braucht Zeit und viele Stunden vor dem Spiegel, um das neue Aussehen in das Körperbild integrieren zu können.

Aufklärung von Anfang an

Eine positive Beziehung zum eigenen Körper sowie stete altersgemäße Sexualerziehung helfen, die Veränderungen zu verstehen und zu bejahen. Für alle Eltern ist es herausfordernd, ihre Kinder darauf zeitgerecht und hinreichend vorzubereiten. Sie haben oftmals selbst keine oder wenig vorbildhafte Gespräche mit ihren eigenen Eltern darüber geführt, auf die sie zurückgreifen können. Wie beim Sprechen über das Down-Syndrom ist auch für eine kindgemäße Aufklärung ein natürlicher Umgang mit dem eigenen Körper, der zu seiner positiven Besetzung führt, von Anfang an sehr unterstützend. Dazu zählt, dass alle Teile des Körpers in einer dem kindlichen Entwicklungsstand gemäßen Art und Weise bezeichnet und auch die Geschlechtsorgane nicht ausgespart werden. Alle Kinder haben ein feines Sensorium dafür, wenn ein Bereich nicht benannt, vermieden oder verschämt behandelt wird. Das brauchen im Kleinkindalter keineswegs Fachausdrücke zu sein, sondern familienspezifische umgangssprachliche Bezeichnungen oder auch Koseworte, die von Kind und Eltern verwendet werden und die ihnen vertraut und angenehm sind. Wichtig dabei ist, andere Worte zu verwenden, als jene für die Ausscheidungsprodukte und -vorgänge. Wenn das Genitale »Lulu« genannt wird, ist es einem Kind nicht möglich, zwischen der Ausscheidungs- und der Lustfunktion zu unterscheiden. Meiner Erfahrung nach trifft dies vor allem bei Mädchen häufig zu, und es fällt vielen Eltern schwer, positiv besetzte Worte für das weibliche Genitale zu finden. Wenn Kinder älter werden, sollten ihnen auch die fachlichen Ausdrücke für ihre Geschlechtsorgane bekannt sein.

Ein Benennen des gesamten Körpers und seiner Funktionen unterstützt das kindliche Denken. Lustgewinn und Spannungsabfuhr am eigenen Körper in einem intimen Rahmen gehören ebenfalls zu einem körperfreundlichen Umgang. Kinder müssen wissen, dass ein lustvolles Masturbieren Privatheit braucht. Wenn ein Kind diese Begrenzung nicht akzeptieren kann, hat sein Verhalten eine Bedeutung, die über den sexuellen Lustgewinn hinausgeht und die es individuell zu verstehen gilt.

Alle Kinder zeigen Sexualneugier und stellen Überlegungen über das Kinderkriegen an (vgl. Lebersorger und Smolen 2005). Ihre infantilen Sexualtheorien, die im Vorschulalter stark vom magischen Denken beeinflusst sind, treten im Schulalter zugunsten eines konkreten Wissen-Wollens in den Hintergrund. Als Vorbereitung auf die Geschlechtsreife ist das Sprechen über Regelblutung und Samenerguss notwendig. Verfügen die Kinder nicht über dieses Wissen, können die Körpervorgänge mit angst- und schamvollen Phantasien verknüpft werden: Menstruationsblut als Ausdruck von Verletzung oder Krankheit, Ejakulat als Befürchtung, die Blasenfunktion plötzlich nicht beherrschen zu können. Körperflüssigkeiten können bei manchen Jugendlichen Gefühle der Scham oder des Ekels hervorrufen, verbunden mit einem Bedürfnis, sich oft waschen zu wollen. Andere lehnen Körperhygiene zu Beginn ab und genießen es, sich mit ihrem neuen Geruch, der durch Schweißabsonderung entsteht, vertraut zu machen.

Wenn Worte gefunden werden und gemeinsam über die Veränderungen gesprochen werden können oder die Eltern die Erfahrungen ihres sprachentwicklungsverzögerten Kindes Ich-stützend in Worte fassen, dann wird die pubertäre Verunsicherung, die immer gegeben ist, reduziert. Eltern können ihr Kind durch das Sprechen über Körper und Sexualität nicht schädigen. Sie führen vielmehr ein Stück Realität ein, das es für den Schritt in das Erwachsenenleben stärkt, weil es sich besser mit sich selbst auskennt und die Erfahrung macht, dass das Neue, Unheimliche ausgehalten und darüber nachgedacht und gesprochen werden kann.

Viele Kinder werden von ihren Eltern nicht rechtzeitig aufgeklärt. Wenn nicht schon früh Worte für die Genitalien und die Ausscheidungs- und Genitalfunktionen verwendet werden, die dem Kind bekannt sind, ist es schwierig, später mit einem ablehnenden 13-jährigen Sohn über Erektion und Ejakulation zu sprechen oder mit einer verängstigten 12-jährigen Tochter über die eben einsetzende Menarche, ihre erste Regelblutung. Wenn ein Bub keine Idee von

Ei- und Samenzelle hat, fällt es ihm schwer, die Vorgänge mit seinem sich entwickelnden Körper in Verbindung zu bringen. Wenn ein Mädchen keine Worte für sein äußeres und inneres Genitale kennt, die es ohne Scham verwenden kann, ist es schwer, Menstruation und Monatshygiene zu erklären.

Bei kognitiven Schwächen befinden sich Jugendliche vielfach auf der magischen Stufe des Denkens und entwickeln Phantasien und Ängste, die ihrem magischen Verständnis entsprechen und nicht der Realität.

Das Gelingen der Vorbereitung auf die Pubertät ist von der Auseinandersetzung der Eltern mit diesen oft »peinlichen« Themen abhängig. Es fällt schwer, über körperliche Vorgänge zu reden, wenn Eltern selbst in einer gesellschaftlichen Tradition des Schweigens und Tabuisierens dieser Themen aufgewachsen sind. Die heutige Zeit ist meist nur scheinbar offener, denn wir leben in einer Kultur des Schauens, aber nicht des kompetenten und wahrhaftigen Darüber-Sprechens und Nachdenkens. Manche Eltern Entwicklungsverzögerter vermeiden sexuelle Themen nicht nur, weil sie selber keine guten Erfahrungen sammeln konnten, sondern auch, weil es ihnen schwerfällt, sich ihr Kind als triebhaftes, sexuelles Wesen vorzustellen (vgl. Tamir und Wesenauer 2005). Wird nie darüber gesprochen, führt das dazu, dass keine Worte für sexuelle Empfindungen und Gedanken zur Verfügung stehen. Es kann in der Folge darüber nicht nachgedacht oder sich ausgetauscht werden, und der Triebdruck der Pubertät erfährt seine Abfuhr dann oft in Handlungen, die unverständlich oder befremdlich sein können. Auf Verhütung und die Herausforderungen, die sich beim Wunsch nach eigenen Kindern stellen, gehe ich später ausführlich ein.

Es ist schwierig, Aufklärung vom Alter abhängig zu machen, weil das Vorwissen und das aktuelle Wissbedürfnis sehr verschieden sein können. Manchmal kann eine gut gemeinte sexualpädagogische Intervention auch überfordernd sein.

Der Bezugspädagoge des 23-jährigen Jakob sucht ein Beratungsgespräch, da sein Klient seit mehreren Wochen drei bis vier Unterhosen und T-Shirts übereinander anzieht. Er ist davon nicht abzubringen, und das BetreuerInnenteam der Wohngemeinschaft ist diesbezüglich ratlos. Solche und ähnliche Handlungen symbolisieren stets Inhalte, die die Betreffenden in ihrer Seele beschäftigen und die sie nicht anders auszudrücken vermögen. Im Gespräch versuchen wir herauszufinden, was Jakob dazu bewegen könnte, sich so fest einzupacken. Ich spreche an, dass es sich um eine Art körperlichen Schutz handeln könnte. Darauf berichtet der Pädagoge, dass es vor einiger Zeit für alle BewohnerInnen von Jakobs Wohngemeinschaft einen Sexualpädagogik-Workshop gegeben habe. In dessen Rahmen wurden verschiedene Formen von Sexualität thematisiert und über Masturbation gesprochen. Jakob, der am liebsten Disney-Zeichentrickfilme ansieht, die er alle auswendig kann und nachspielt, hat in diesem Rahmen auch einen Aufklärungsfilm gesehen, der ihn verwirrt, aber auch erregt hat, so wie nachvollziehbarer Weise auch die anderen BewohnerInnen. Danach wurden die Themen in der Wohngemeinschaft aber nicht mehr behandelt. Wir können gemeinsam verstehen, dass Jakob, für den der Workshop zu einem Zeitpunkt kam, an dem das Thema Sexualität für ihn nicht vordergründig war, noch immer mit dem Gesehenen und Gehörten innerlich beschäftigt ist. Der »Kleiderpanzer« könnte die Funktion haben, sich vor der Erregung, aber auch vor Ängsten zu schützen. Wir überlegen gemeinsam, wie der Bezugspädagoge mit Jakob über den Workshop, mögliche diesbezügliche Fragen und Unsicherheiten, aber auch sein Bedürfnis nach Abgrenzung und Selbstbestimmung sprechen kann.

Adoleszente Höhen und Tiefen

Mit dem Begriff »Adoleszenz« werden die intellektuellen und emotionalen Veränderungen im Jugendalter zusammengefasst. Präadoleszentes Verhalten beginnt meist schon vor den sichtbaren Zeichen des körperlichen Reifens, sodass die Reaktionen ihres Kindes

Eltern an die bevorstehende Pubertät denken lassen. Die Adoleszenz reicht bei den meisten Jugendlichen weit über das gesetzliche Jugendalter hinaus, oftmals bis ins dritte Lebensjahrzehnt.

Logisch-abstraktes Denken

Auch das Denken der Jugendlichen verändert sich durch die Hormone, die eine Gehirnreifung bewirken. Während Kinder ganz im Hier und Jetzt leben, beginnen sich Jugendliche plötzlich mit sich und den Anderen zu beschäftigen. Vergleiche mit anderen werden angestellt, ein Nachdenken über sich selbst, über die Familie, über Beziehungen, über das gleiche und andere Geschlecht, über Wünsche, Sehnsüchte und Schwärmereien und über die Welt beginnt. Viele Jugendliche kommen in einen Zustand des Grübelns und Hinterfragens, den man »philosophische Krise« nennt. Denken, Fühlen und der reifende Körper sind aufs Engste miteinander verbunden. So lösen Verliebt-Sein und Schwärmen körperliche Empfindungen von Erregung und Affektüberflutung aus, die zur Abfuhr drängen.

Auch Kinder mit Down-Syndrom machen diesen Entwicklungsschub durch, manchmal im selben Zeitraum wie Gleichaltrige, der auch bei diesen weit gespannt ist, meist aber ein wenig verzögert. Viele von ihnen entwickeln sich durch Teilhabe und Förderung zumindest ansatzweise vom konkreten Denken hin zum abstrakten, der höchsten Stufe der Denkentwicklung. Die bisher im Hier und Jetzt erlebten Unterschiede in Bezug auf ihre Altersgenossen werden ihnen zunehmend bewusst. Die Wahrnehmung der Differenzen kann zu zusätzlicher innerer Anspannung, Unruhe oder Aufregung führen, Gefühle, die durch die körperlichen Veränderungen im Pubertätsalter ohnehin auf der Tagesordnung stehen. Jetzt fragen viele Jugendliche mit Down-Syndrom ihre Eltern nach den beobachteten Unterschieden. Ist ihnen das aufgrund ihres Sprachvermögens nicht oder nur schwer möglich, drücken sie ihre Fragen durch Handlungen aus, weil sie zu einem Verständnis von sich selbst gelangen wollen. Dieser Prozess setzt bei manchen Menschen mit Down-Syndrom erst lange nach der Pubertät, um den Wechsel vom 2. auf das 3. Lebensjahrzehnt, ein. Ein Wissen darüber, wer man in seiner Einzigartigkeit und Unverwechselbarkeit ist, ist für ein zufriedenes Erwachsenenleben grundlegend. Wenn sie keine Antworten darauf bekommen, die es ihnen ermöglichen, einen verstehenden Zugang zu sich selbst zu entwickeln, bleibt das Gefühl, noch nicht oder gar nicht zu genügen. Im Wunsch, sie zu beruhigen und zu schonen, erfahren sie von ihren Eltern oft Vertröstungen auf später, die sich aber in vielen Bereichen nie einstellen.

Die 20-jährige Marie, die wegen starken Übergewichts vorgestellt wird, wohnt noch zu Hause und besucht untertags eine Tagesstätte, in der sie vorwiegend malt und bastelt. Ihre Mutter ist bezüglich der Gewichtszunahme im letzten Jahr besorgt. Sie arbeitet als Lehrerin und befindet sich kurz vor der Pensionierung, was in der Familie immer wieder Thema ist. Die Tochter kennt die Schule der Mutter, weil sie sie öfter dorthin begleiten durfte. Kürzlich äußert sie ihr gegenüber begeistert, dass sie ihre Klasse unterrichten werde, sobald sie in Pension gehe. Daraufhin antwortet die Mutter, dass sie dafür noch viel mehr lernen müsse und das noch länger dauern werde. Marie antwortet, dass sie nicht mehr lernen mag, und – obwohl die Mutter sie davon abzuhalten versucht – zieht sie sich mit einer Süßigkeit in ihr Zimmer zurück.

Die gut gemeinte Vertröstung ist verständlich, da sie dem Wunsch entspringt, das eigene Kind nicht zu kränken, zu frustrieren, es mit seinen Grenzen zu konfrontieren. Aber sie hilft Marie nicht, eine sichere Identität als junge Frau mit kreativen Fähigkeiten und Down-Syndrom zu etablieren. Sie vermittelt Marie vielmehr, noch nicht zu genügen, aber dass sie einmal Lehrerin werden könnte, wenn sie sich nur noch mehr bemühen und mehr leisten würde. Bei Marie hat dies zu Selbstzweifeln geführt, da sie das Gefühl hat, sich bis an ihre Möglichkeiten anzustrengen. Sie versucht, ihre inneren Spannungen mit Essen abzuführen.

Identitätsfindung

Die emotionale Herausforderung der Adoleszenz besteht darin, eine Gewissheit über sich selbst, die eigene Identität, zu entwickeln (vgl. Erikson 1992). Diese beinhaltet auch die eigene Geschlechtsidentität und die eigenen Besonderheiten. Identitätsentwicklung ist ein niemals abgeschlossener Prozess. Im Lauf des Erwachsenenlebens kommen neue Identitäten dazu, die es in die Persönlichkeit einzubauen gilt: berufliche Identität, Elternidentität, Seniorenidentität, Großelternidentität, usw. Für Menschen mit Down-Syndrom werden einige dieser Identitäten nicht zutreffen, dafür andere, wie die Identität als KollegIn in einer Tagesstätte, BewohnerIn einer Wohngruppe oder Mitglied einer kreativen Gruppe. In jedem Fall besteht die Herausforderung darin, eine Identität als Mensch, zu der auch das Down-Syndrom gehört, zu entwickeln und zu bejahen. Warum es eine gelingende Identitätsfindung unterstützt, sich über das Down-Syndrom von Anfang an offen auszutauschen, wurde bereits ausführlich dargestellt.

Bei der Identitätsfindung helfen Gruppen, Freunde, Idole und die Tätigkeit in Schule, Ausbildung, Werkstätte oder Freizeit. Neben all dem ist die Auseinandersetzung mit sich selbst aber unverzichtbar. Diese beinhaltet das Wissen über sich selbst und seine besonderen Herausforderungen. Dazu ist es notwendig, Worte zu haben oder zur Verfügung gestellt zu bekommen, die es ermöglichen, über sich nachdenken zu können.

Die Erfahrungen mit den Grenzen können sehr wohl zu trauriger Verstimmung und/oder wütendem Aufbegehren führen. Wenn Eltern ihre Kinder aber darin und im Erkennen der eigenen Möglichkeiten und Begrenztheiten begleiten, tragen sie dazu bei, nach einer Zeit der Verunsicherung wieder mehr Sicherheit zu erlangen.

Identitätsstiftend sind die Erfahrungen mit Gleichaltrigen in Gruppen. Die Zugehörigkeit zu einer Gruppe, in der man sich mit anderen identifizieren und vergleichen kann, führt zu einer Gruppenidentität. Sie ersetzt zwar nicht die jeweils eigene Identität, trägt aber zu ihrer Ausgestaltung bei. In keinem Lebensalter ist es daher für Menschen mit Down-Syndrom so wichtig, Kontakte mit anderen Menschen mit Down-Syndrom zu haben, wie im Jugendalter. Oftmals, aber nicht immer gibt es andere Jugendliche mit Down-Syndrom in der Schulklasse oder Tagesstätte. Ist dies nicht der Fall, kommt der Freizeitgestaltung eine besondere Bedeutung zu. Sinnstiftende und lustvolle Betätigung in der Freizeit ist aber noch aus einem anderen Grund sehr wichtig. Denn während für Jugendliche interessante Ausbildungserfahrungen und spätere berufliche Herausforderungen ebenfalls identitätsbildend sind, trifft dies für viele Menschen mit Down-Syndrom nur begrenzt zu. Dies ist vor allem dann der Fall, wenn der Alltag in manchen Tagesstätten wenig Ansprechendes bietet und wenn es wenige Tätigkeiten gibt, mit denen sich die Jugendlichen stolz identifizieren können. Freizeitangebote vermitteln den Jugendlichen die Erfahrung des gemeinsamen Tuns, Gestaltens, der gemeinsamen Begeisterung, aber auch der Auseinandersetzung mit gewissen gemeinsamen Grenzen. Diese Erlebnisse geben Sicherheit, die sie in der Adoleszenz, der Zeit des Umbruchs und der Unsicherheit, besonders brauchen.

Identitätsstiftend sind Tanz, Musik, Sport oder kreative Tätigkeiten. Die Identifizierung mit den künstlerischen LeiterInnen und die Schaffung eigener oder gemeinsamer Werke leisten einen wichtigen Beitrag dazu. Anders als bei Jugendlichen ohne Down-Syndrom, die nach außen streben und sich ihre Freizeitaktivitäten selber organisieren, liegt die Verantwortung im Wahrnehmen der Angebote meist bei den Eltern. Es ist gut nachvollziehbar, dass nach Jahren des vermehrten Einsatzes irgendwann das Bedürfnis entsteht, sich zurückzunehmen. Hier gibt es die Möglichkeit, persönliche Assistenten für die Begleitung zu Freizeitaktivitäten, wie Schwimmen, Eislaufen, ins Kino gehen usw., einzusetzen, um einen Schritt in Richtung Ablösung zu ermöglichen.

Leider gibt es auf dem Gebiet der Freizeitgestaltung noch immer zu wenig Angebote. Oft werden meiner Beobachtung nach die Begegnungsmöglichkeiten, die es gibt, zu wenig genutzt, weil sie nicht als so bedeutend erachtet werden.

Das Projekt »Jugendtreff« der Down-Syndrom Ambulanz wurde 2011 von unserer Sozialarbeiterin Ingrid Teufel gemeinsam mit Studierenden des Studiengangs Soziale Arbeit der Fachhochschule Campus Wien, die einen Teil ihres Praktikums in der Ambulanz absolvierten, initiiert und von mir supervidiert (vlg. Brandl 2014; Lebersorger 2014). Das vierzehntägige Angebot hatte zum Ziel, Jugendliche und junge Erwachsene zu befähigen, ihre Ideen bezüglich Freizeitgestaltung außerhalb ihrer Herkunftsfamilie zu äußern und begleitet zu realisieren sowie die Eltern dadurch gleichzeitig zu entlasten. Im Jahr 2015 wurde es vom Verein *MoBet*[7] in sein Angebot übernommen.

7 https://www.mobet.at/index.php?id=home [22.11.2020].

9. Kapitel
Sex, we can!

Mein Herz ist aus Glas.
Es fällt herunter und zerbricht.
Ein zerbrochenes Herz hat viele Folgen.
Schlimme und schöne.
Das Schöne:
Es hört nicht auf zu lieben.

Tichy 2023, S. 69

Freude und Leid des Verliebens und des Liebens

Wer kennt sie nicht, die unzähligen Facetten des Liebens, die Menschen in allen Epochen in Gedichten, Liedern, Geschichten, Bildern und Figuren auszudrücken suchten! Berührender und hoffnungsvoller als Magdalena Tichy kann eine junge Frau ihre Liebeserfahrungen und ihre Liebesfähigkeit nicht in Worte fassen! Verliebtheit erreicht oft eine Intensität, die zu Höhenflügen, Verwirrungen und körperlichen Symptomen wie Erröten, Hitze, Herzklopfen, Zittern oder Schmerzen führt. All diese universellen Gefühle sind für junge Menschen beim ersten Auftreten oft unerträglich, überfluten sie mit Ängsten oder äußern sich in Größenphantasien.

Ich denke, es wäre für alle Kinder, noch bevor sie in die Pubertät kommen, aber spätestens dann, hilfreich zu hören, wie das mit der Verliebtheit und dem Liebesleid so ist. Denn ob mit oder ohne Down-Syndrom, jung oder älter, alle werden die Erfahrung machen, dass man sich meist ganz oft verlieben muss, bis das Gegenüber die Gefühle erwidert. Wiederum verlieben sich ganz oft Menschen in einen, deren Gefühle man selbst nicht teilt und die man dadurch enttäuscht. Es ist ein besonderer Glücksmoment, wenn sich beide Seiten verlieben. Diese Erkenntnis bedeutet aber, dass neben dem Hochgefühl auch Schmerz mit dem Verliebt-Sein verbunden sein kann. Es schmerzt, wenn die geliebte Person, die das Herzklopfen auslöst, dies gar nicht merkt, nicht erwidert oder sogar zurückweist. Manchmal ist diese Person aber bereits an eine andere Person gebunden oder lebt in einer anderen Welt, wie Stars und Prominente, für die Jugendliche oft schwärmen.

Liebeskummer ist bereits schwer zu ertragen, wenn man ihn in Worte fassen, mit vertrauten Menschen teilen, in einem Tagebuch festhalten, Gedichte schreiben oder auf andere Weise symbolisch verarbeiten kann. Wenn einem diese Möglichkeiten nicht zur Verfügung stehen, wird der Schmerz durch das Verhalten ausgedrückt. Eltern, die ihr Kind gut kennen, verstehen dies meist intuitiv, finden es aber schwierig, mit dem Handlungsdialog ihres Kindes umzugehen.

> »Anders als versteckte Tagebücher und Gedichte und Bücher aber werden ungeformte und unausgesprochene Gedanken zu einem Ort, wo sich Schmerz ansammelt. Das schädigt die behindete Person noch mehr (...).« (Sinason 2000, S. 12)

Alle liebenden Eltern wünschen sich, dass ihr Kind in seinem Lieben erkannt und nicht zurückgewiesen wird. Sein Liebesleid schmerzt die Eltern, führt zur Ungewissheit, ob ihr Kind jemals außerhalb der Familie geliebt werden wird, und konfrontiert sie mit ihren Wünschen und Ängsten bezüglich einer realen Liebesbeziehung.

Erika, 28 Jahre, kommt mit ihren Eltern zur Beratung. Ich erkläre ihr, dass wir hier miteinander sprechen, um zu verstehen, wie ich ihr und ihren Eltern am besten helfen könne. Erika, die nur Einzelworte spricht, nickt und sieht mich abwartend an. Die Eltern klagen, dass Erika seit einigen Wochen morgens nicht mehr in ihre Tagesstätte gehen will, in der sie früher gerne gearbeitet hat. Sie weigert sich aufzustehen, und wenn sie die Mutter dann doch aus dem Bett bringt, trödelt sie beim Fertigmachen so lange, dass sie schon mehrfach den Fahrtendienst versäumt hat. Daheim schlägt sie manchmal auf sich ein oder wirft ihr Glas beim Essen auf den Boden. Das irritiert die Eltern, aber sie glauben zu wissen, was hinter Erikas Verhalten steckt. Der Zivildienstleistende Philipp, für den sie die letzten Monate täglich geschwärmt hat, hat seine Zeit in ihrer Tagesstätte beendet. Er hat ihr zwar gesagt, dass er eine Freundin habe, aber Erika hat fast jeden Tag eine Zeichnung oder Bastelei mit Herzchen für ihn angefertigt und mitgenommen. Die Eltern haben Erika erklärt, dass sie Philipp nicht zum Freund haben könne, aber das hat sie mit einer Handbewegung von sich gewiesen. Jetzt entzieht sie sich der Enttäuschung dadurch, dass sie die Tagesstätte ohne Philipp nicht mehr erleben möchte und die Spannung gegen sich selbst und auch die Familie richtet. Die Eltern berichten dies alles vor Erika in einem Schwall, ohne sie mit einzubeziehen. Wenn sie Philipps Namen erwähnen, sagt Erika mit einem sehnsüchtigen Lächeln: »Philipp!« Ich greife das auf und verbalisiere, dass sie sehr traurig und sehr wütend darüber sei, dass Philipp nicht ihr Freund ist und die Tagesstätte verlassen hat. Erika sieht mich an und sagt: »Traurig!« Ich sage ihr, dass sie traurig sei, weil Philipp sie nicht zurückliebt. Das zeigt sie ihren Eltern, indem sie nicht aufstehen will. Wenn sie daheimbleibt, kann sie niemanden kennenlernen, der sie lieben wird. Ich empfehle eine Musiktherapie, in der Erika ihre Gefühle ausdrücken kann, und beginne mit den Eltern einen Beratungsprozess, der es ihnen möglich macht, mit Erika über ihre Gefühle und über sie als junge Frau mit Down-Syndrom zu sprechen.

Die vielen Facetten der Sexualität

Obwohl Sigmund Freud bereits 1905 die infantile Sexualität als integraler Teil der Entwicklungslinie hin zur Sexualität Erwachsener beschrieb, ist deren Bedeutung noch nicht Allgemeingut geworden.

Schon vor Freud wurden kindliche Sexualäußerungen beschrieben, mit dem Ziel, diese »Unarten« zum Verschwinden zu bringen (vgl. Lebersorger und Smolen 2005). Eine Haltung, die sich vereinzelt noch heute findet. Es ist Freuds Verdienst die Bedeutung oraler und analer Lust und Spannungsabfuhr in Ergänzung der genitalen auch für das spätere Leben anzuerkennen.

Er erkennt auch als erster die Bedeutung der vielgestaltigen frühkindlichen Beziehungsformen des Rivalisierens, Begehrens und Identifizierens im familiären Dreieck, die sich ab dem Jugendalter an außerfamiliäre Personen richten. So sammeln Jugendliche im gleich- und gegengeschlechtlichen Schwärmen und Lieben Erfahrung, bis sich eine sichere Geschlechtsidentität etabliert. Behinderten Jugendliche und junge Erwachsen stehen Räume des Ausprobierens oft nicht oder nur sehr beschränkt zur Verfügung, weil ihre Entwicklungsbedürfnisse familiär und gesellschaftlich noch immer zu wenig anerkannt werden.

Jugendliche und Erwachsene mit Down-Syndrom leben meiner Erfahrung nach ihre sexuellen Bedürfnisse in Abhängigkeit von Entwicklungsstand, Aufklärung und Unterstützung auf unterschiedlichen Ebenen aus, von autoerotischer Betätigung bis zu Liebesbeziehungen mit genitaler Sexualität. Vielen Eltern ist letztere nicht vorstellbar, weil sie ihr Kind trotz seines erwachsenen Körpers emotional noch immer als unreif erleben. Manchen Vätern und Müttern ist es aufgrund eigener mangelnder positiver Erfahrung nicht möglich, über die verschiedenen Formen von Sexualität zu sprechen. Andere wiederun unterstützen ihr Kind aktiv, die ihm gemäße Weise zu finden, trösten es, wenn es diese nicht realisieren kann, oder suchen Beratung auf. Werden seitens der Eltern sexuelle Bedürfnisse verleugnet oder verunmöglicht, erfolgt Triebbefriedigung bei Menschen mit Down-Syndrom häufig über vermehrtes Essen, was eine Fixierung auf der oralen Stufe bedeutet, wie auch die Beispiele in Kapitel 10 zeigen.

Die Mutter der 21-jährigen Nadja sorgt sich über deren starke Gewichtszunahme, die sie vor allem auf unkontrolliertes Essverhalten in der Tagesstätte zurückführt. Dort ist sie mit Abstand die jüngste Kollegin und hat laut ihrer Mutter keine Freundschaften geknüpft. Nadja hört aufmerksam zu, und als ich sie frage, wer denn mit ihr in der Tagesstätte sei, lacht sie mich an und sagt: »Sex!« Dabei macht sie mit ihren Händen eine Geste, die dies verdeutlicht. Nadjas Mutter legt ihre Hand auf Nadjas Hände und sagt: »Hör auf!« Sie meint, Nadja mache das öfters, obwohl sie gar nicht wisse, was das bedeuten würde. Ich sage zu Nadja, dass Gedanken an Sex sehr aufregend seien und dass sie vielleicht verliebt sei. Die Mutter schüttelt verneinend den Kopf, aber Nadja sagt: »Baby.« Ich sage, dass es sie beschäftige, dass man vom Sex ein Baby bekommen würde. Darauf sagt Nadja »Franz«, und ihre Mutter erklärt, dass der Franz, ein Nachbar der Familie, freundlich zu Nadja sei, aber eine Freundin habe. Ich formuliere Nadjas mögliche Gefühle, indem ich sage, dass es sie wahrscheinlich traurig mache, dass der Franz eine Freundin habe. Ich erfahre von der Mutter, dass es außerhalb der Tagesstätte keine Kontakte zu Gleichaltrigen gibt und dass Nadja ihre Freizeit mit den Eltern verbringt. So kann sie ihre altersgemäßen Wünsche und Sehnsüchte in ihrem Alltag nicht leben. Sie verschafft sich über das Essen Lust und bringt ihre Eltern mit ihren Gesten in Verlegenheit. In Elterngesprächen erarbeiten wir ein Verständnis für Nadjas Verhalten; für Nadja empfehle ich die Teilnahme an Aktivitäten junger Erwachsener mit Down-Syndrom, um ihr neue Kontaktmöglichkeiten zu eröffnen.

Beinahe alle jungen Menschen mit Down-Syndrom sehnen sich nach einer Liebesbeziehung, phantasieren diese jedoch in unterschiedlichen Formen körperlicher Nähe. Wie im nächsten Kapitel ausführlich dargestellt, besteht oftmals auch ein Wunsch nach einer eigenen Familie. Eingebettet in die Auseinandersetzung mit Kinderwunsch und der dafür notwendigen Fähigkeit zur Elternschaft ist bei Partnerschaften, in denen genitale Sexualität gelebt wird, Verhütung für beide Geschlechter ein wichtiges Thema. Dies gilt auch für Männer, bei denen das Down-Syndrom meist mit Unfruchtbarkeit einhergeht (vgl. Wimpissinger 2009, S. 17). Je weniger Menschen mit Down-

Syndrom über sich und ihren Körper Bescheid wissen, desto höher ist die Wahrscheinlichkeit, dass sie durch sexualisiertes Verhalten ihre unbeantworteten Fragen ausdrücken. Dies wiederum löst in den Eltern, vor allem bezüglich ihrer erwachsenen Töchter, Angst vor sexuellem Missbrauch aus und verstärkt ihre Kontrolle über deren Intimität, was die Symptomatik wiederum vertieft. Ein solcher Kreislauf ist nur durch die Entwicklung eines Verständnisses für die innere Welt aller Beteiligten zu durchbrechen.

10. Kapitel
Bisse und Küsse!

»Vor lauter Glück kann man doch tatsächlich vergessen, dass man essen muss.«

Jansson 2007, S. 17

Über das Essen und das Lieben

Auf den ersten Blick mögen die Bisse und vielleicht noch mehr die Küsse ihre Bedeutung im Zusammenhang mit dem Essen nicht sogleich offenbaren. Sie sollen bewusst machen, welch verschiedene Dimensionen der Themenbereich Ernährung umfasst, der für Menschen mit Down-Syndrom so wichtig ist. Diese beziehen sich nicht nur auf die Nahrungszufuhr, sondern auch auf die Gesundheit, die Genussfähigkeit, den Lustgewinn, die Regulierung von Spannungen und Spannungsabfuhr. Schon unsere Sprache drückt so trefflich aus, wie eng Essen mit unseren Gefühlen verbunden ist. So geht die Liebe oft durch den Magen, wir haben jemanden zum Fressen gern, können jemanden einkochen oder anbraten. Jemand kann zuckersüß, aber auch verbittert, bissig oder angefressen sein. Es kann einem etwas im Magen liegen, auf den Magen schlagen oder zum Kotzen sein.

Im Kapitel 2 widme ich mich ausführlich der Wichtigkeit der Ernährung zu Beginn des Lebens. Sie drückt sich in der Freude der Eltern aus, wenn das Füttern ihres Babys gut klappt und es wächst und gedeiht, aber auch in ihrer Sorge, dass es, wenn es zu schwach ist, genügend Nahrung zu sich nimmt. Das Trinken an der Brust oder aus dem Fläschchen macht das Baby nicht nur satt, sondern verbindet es sinnlich mit seiner Mutter oder der Person, die es füttert, verschafft ihm eine aktiv-aufnehmende Freude und beruhigt es, wenn es angespannt ist. Bald entdeckt es, dass es sich diese sinnlich-stimulierenden oder tröstenden Empfindungen ebenso durch Lutschen oder Nuckeln am eigenen Körper oder an Gegenständen, wie dem Schnuller oder einer Rassel, verschaffen kann. Ab den ersten Zähnen erweitert die Fähigkeit zu beißen nicht nur das Nahrungsangebot, sondern verschafft dem Baby auch Lust und das Gefühl, mächtig zu sein. Viele Kleinkinder ergötzen sich an den Reaktionen des Gegenübers, wenn sie im Ausprobieren ihrer Möglichkeiten kräftig zubeißen. Oft beißen sie aber auch, wenn sie zornig sind oder sich gegen Gleichaltrige wehren wollen.

Drücken Eltern ihre Liebe vor allem über das Essen aus, verwöhnen, belohnen oder trösten sie ihr Kind vorwiegend im oralen Modus, so kann dies zu einer Fixierung führen, wenn zusätzlich keine reiferen Alternativen zur Verfügung stehen. Kinder können aber auch auf die orale Stufe zurückfallen, wenn sich im späteren Leben Belastendes ereignet. Eine solche Regression kann sich beispielsweise bei der Geburt eines Geschwisters, bei Trennungserlebnissen oder Verunsicherungen einstellen. Erst wenn die Gründe dafür verstanden werden, kann regressives Verhalten von entwicklungsfördernden progressiven Strebungen abgelöst werden.

Für die meisten Menschen sind die Erfahrungen dieser Zeit, der oralen Phase, ein Leben lang bedeutsam und drücken sich beim lustvollen Speisen, in oralen Formen der Sexualität, manchmal auch in oralen Süchten wie Rauchen und Trinken aus.

Viele Menschen haben mit und ohne Down-Syndrom Gewichtsprobleme. Meiner Erfahrung nach bringt es wenig, wenn der Fokus auf Verboten oder erzwungenem Verzicht auf etwas Gutes, Angenehmes liegt. Das Gefühl, die Vorgaben nicht erfüllen zu können, führt meist zu Spannungen, die meist wiederum mittels Essen reduziert werden. Vielmehr ist es hilfreich, ein Verständnis für die jeweils individuelle Bedeutung des Essverhaltens jenseits der Ernährung zu entwickeln und Alternativen zu suchen, die die Genuss- und Beruhigungsfunktion des Essens ersetzen. Bei diesem

Zugang geht es nicht um einen Verlust, sondern um eine andere Form des Lustgewinns und der Selbstregulation.

Sorgen und Symptome

Für die Gesundheit von Menschen mit Down-Syndrom kommt dem Essen eine besondere Bedeutung zu, da sie einen geringeren Grundumsatz haben als Gleichaltrige. Dadurch benötigen sie weniger Kalorien und eine ausgewogene Ernährung (vgl. Pueschel und Šustrová 2002, S. 24ff.). Adipositas stellt laut Chicoine und McGuire die häufigste ernährungsbedingte Erkrankung von Menschen mit Down-Syndrom dar (2013, S. 33). In jungen Jahren liegt die Ernährung in der Verantwortung ihrer Eltern. Ab dem Jugendalter sollte idealerweise durch die Auseinandersetzung mit der Bedeutung des Essens für Jugendliche mit Down-Syndrom und durch Identifizierung mit einer gesunden Lebensweise, die auch Bewegung beinhaltet, diese Verantwortung schrittweise selber übernommen werden. Für Jugendliche ist es wichtig, Befriedigung nicht ausschließlich über das gute Gefühl beim Essen, das sie für ihr Wachstum brauchen, sondern auch über andere lustvolle Tätigkeiten zu erlangen.

Wenn sie die Schule verlassen, in der meist viele Aktivitäten angeboten werden, brauchen sie Unterstützung, um Neues zu finden. Jugendgruppen, abwechslungsreiche Freizeitaktivitäten, sportliche kreative und künstlerische Betätigungen eröffnen Möglichkeiten für befriedigende und altersgemäße Erfahrungen und beugen einer Fixierung oder eines Rückfalls auf die orale Stufe der Triebbefriedigung vor. Im Rahmen solcher Angebote finden sich meiner Beobachtung nach Begegnungsräume, in denen es möglich wird, so wie alle Jugendlichen zu schwärmen, sich zu verlieben und dauerhafte oder auch passagere Freundschaften und Liebesbeziehungen einzugehen.

Im Küssen als erster sexueller Erfahrung können orale Genüsse jenseits von Nahrungsaufnahme erlebt werden.

In der Down-Syndrom Ambulanz sehen wir häufig Jugendliche und junge Erwachsene mit extrem hohem Übergewicht und damit verbundenen Folgeerkrankungen. Eltern berichten, dass ihr Kind kein Sättigungsgefühl zu kennen scheint oder sich heimlich Unmengen von Süßigkeiten und Junk-Food einverleibt. Wenn die Eltern dieses Verhalten eingrenzen, lösen sie oftmals Aggressionen aus. Wir sind aber auch mit Nahrungsverweigerung oder sehr selektivem, oft regressivem Essen, wie Breinahrung, und der damit verbundenen starken Gewichtabnahme befasst. Solche Verhaltensänderungen treten besonders oft nach dem pubertären Gestaltwandel, der damit verbundenen Konfrontation mit dem erwachsenen Körper und der adoleszenten Auseinandersetzung mit der eigenen Identität auf. Die Ursachen sind vielfältig und können beispielhaft darin liegen, sich selbst nicht zu mögen, über sich selbst nicht ausreichend Bescheid zu wissen, sich rivalisierend mit Geschwistern zu vergleichen oder die eigenen sexuellen Bedürfnisse nicht anerkannt zu erleben und nicht leben zu können.

Manchmal wird dadurch aber auch auf ein bedeutsames Ereignis reagiert, das nicht verarbeitet werden konnte. Dies kann ein Verlust von wichtigen Personen sein, wie er durch das Ende der Schulzeit, den Auszug von Geschwistern oder den Tod von Großeltern gegeben ist, aber auch eine ganz individuelle Erfahrung. Häufig treten die Reaktionen auf schmerzvolle Ereignisse verspätet auf (McGuire und Chicoine 2008, S. 65).

Zum Verständnis der psychischen Ursachen hinter diesen, die Betroffenen und ihre Familien belastenden körperlichen Veränderungen, aber auch zu deren Vorbeugung widmen wir uns immer der Bedeutung des Essens über die Nahrungsaufnahme hinaus.

Symptome verstehen

Die »Bisse« stehen nicht nur für das Abbeißen und Kauen beim Essen, sondern auch für die aggressiven Komponenten des Beißens. Übermäßiges Essen ist im Extremfall ein destruktiver, gegen sich selbst gerichteter Akt, wenn die Gewichtszunahme zu massiver körperlicher Schädigung führt. Meist ist dies ein Resultat ausgeprägter innerseelischer Spannungszustände, die einzig durch Nahrungsaufnahme reguliert werden.

Ein Verständnis für die meist unbewusste zugrundeliegende Dynamik wird in psychologisch-psychotherapeutischen Gesprächen mit den Jugendlichen, jungen Erwachsenen und ihren Eltern oder Bezugspersonen entwickelt und vermittelt. Je nach kognitivem und sprachlichem Entwicklungsstand wird die Ich-Funktion der Sprache dabei stellvertretend für die Menschen mit Down-Syndrom übernommen.

Die 23-jährige Franziska wird wegen extremer Gewichtszunahme in der Zeit des ersten Lockdowns der COVID-19-Pandemie vorgestellt. Sie hört der Darstellung ihrer Mutter zu und kommentiert sie mit Ein- bis Dreiwortsätzen. Wir erfahren, dass die Familie schwierige Wochen hinter sich hat. Franziska konnte von einem Tag auf den anderen nicht mehr in ihre Tagesstätte gehen. Diese hatte geschlossen, und es gab weder virtuelle Kontakte mit der Gruppe noch virtuelle Angebote, da die BetreuerInnen über einen langen Zeitraum in Kurzarbeit waren. Auch Franziskas Schwimmgruppe wurde bis auf weiteres abgesagt. Zusätzlich musste ihr Vater wegen einer akuten Erkrankung ins Spital, wo er wegen der Vorsichtsmaßnahmen nicht besucht werden durfte, was große Besorgnis bei Franziska und ihrer Mutter auslöste.

Franziska war schon vor dieser extrem belastenden Zeit übergewichtig, da die Mutter die ganze Familie gern mit Essen verwöhnt. Im Lockdown konnte sie nicht verhindern, dass Franziska pausenlos nach Essen verlangte oder es sich selbst holte, um sich damit in ihr Zimmer zurückzuziehen. Sie verweigerte, mit der Mutter spazieren zu gehen. Franziska versucht mittels Essen, einem ihr vertrauten und angenehmen Muster, ihre Spannungen durch die Ängste um den Vater und den Kontaktabbruch zu den KollegInnen zu regulieren. Zwischen Mutter und Tochter gibt es wenig Worte für die schwierige Situation, und auch das Down-Syndrom war bis jetzt kein Thema in der Familie.

In Elterngesprächen erarbeiten wir ein Narrativ für die Belastung durch die Erkrankung des Vaters sowie ein Eröffnen der Auseinandersetzung mit dem Down-Syndrom. Für Franziska empfehle ich Musiktherapie, um ihre Gefühle ausdrücken zu können, und die Teilnahme am weiter unten beschriebenen Gruppenangebot der Down-Syndrom Ambulanz für adipöse junge Erwachsene.

Autoaggression kann sich in einer Verweigerung jeglicher Nahrungsaufnahme, somit im Vermeiden des Beißens und Zubeißens ausdrücken. Zerstörerische Bisse, verbunden mit Spannungsabfuhr, finden sich im Zerbeißen von Kleidung, ein Symptom, das mehrfach von Eltern berichtet wurde.

Der 18-jährige Kevin ist ein zarter, scheuer Bursche, der sich sprachlich nur wenig mitteilen kann. Seine Mutter ist sehr besorgt, weil er im letzten halben Jahr massiv an Gewicht verloren hat. Er verbringt den ganzen Tag daheim bei ihr, nachdem mitten im letzten Schuljahr der Wechsel in eine Tagesstätte nicht geklappt hat. Nach wenigen Wochen in der neuen Gruppe weigerte er sich von einem Tag auf den anderen, rechtzeitig aufzustehen, um mit dem Fahrtendienst dorthin zu fahren.

Die Mutter berichtet, dass Kevin ganz wenig und sehr ausgewählt isst, dabei breiige Nahrung bevorzugt. Er ist untertags die meiste Zeit in seinem Zimmer, wo er Zeichentrickfilme ansieht und sie zur Verzweiflung bringt, weil er an seiner Kleidung lutscht und nagt, dabei Löcher in alle seine T-Shirts und Pullis beißt und diese mit den Fingern aufdehnt.

Nach ihren Überlegungen zu Kevins Verhalten gefragt, vermutet die Mutter, dass wohl der unvorbereitete Wechsel eine Rolle spielen könnte. Sie musste sich schnell entscheiden, da in der Tagesstätte überraschend ein Platz frei wurde. Es gab keinen Abschied von seiner Klasse. Er hat danach mehrmals durch Nennung ihres Namens nach Lydia gefragt, eine Mitschülerin, in die er verliebt war. Er hat weder Lydia, von der die Mutter keine Kontaktdaten hat, noch die anderen mehr gesehen und auch gar keine neuen Kontakte zu anderen Jugendlichen.

Kevin reagiert auf den überraschenden, nicht begleiteten Übergang und den Verlust wichtiger Bezugspersonen mit regressivem, verweigerndem Essverhalten, Rückzug und destruktiver oraler Spannungsabfuhr. Das Vergrößern der Löcher in seiner Kleidung symbolisiert sexuelle Wünsche und Phantasien. Kevin gegenüber thematisiere ich seine schwierige Situation und die damit verbundenen Gefühle in einfachen Worten.

In der Elternberatung entwickeln wir Ideen, wie auch die Mutter mit ihm darüber ins Gespräch kommen und progressive Kräfte unterstützen könnte. Sie möchte versuchen, über seine ehemalige Lehrerin einen Kontakt mit Lydia herzustellen. Wir überlegen, welche Freizeitaktivitäten für Kevin passend wären und wie er den Weg zurück in die Tagesstätte finden kann. Ich empfehle, das unterstützende psychologische Angebot des Trägervereins zu nutzen.

Eine Behandlung der Adipositas führt meiner Erfahrung nach zu den besten Erfolgen, wenn der ärztliche, psychologisch-psychotherapeutische, sozialarbeiterische und diätologische Zugang zusammenwirken, wie im interdisziplinären Projekt »MovEat Spirit«, einem Angebot der Down-Syndrom Ambulanz für junge Erwachsene.

Zu Beginn und in halbjährlichen Abständen finden ärztliche Diagnostik und Beratung statt. Zwei Mal pro Monat gibt es Schulungen in Kleingruppen durch eine Diätologin und daran anschließend Gruppengespräche mit einer Kollegin und mir.

Alle TeilnehmerInnen der offenen Gesprächsgruppe sind mit dem Thema Down-Syndrom vertraut. Die Gespräche bieten Raum für die

Auseinandersetzung mit sich selber als junger Mensch mit Down-Syndrom und mit der damit verbundenen Bedeutung von Essen und Bewegung für die eigene Gesundheit. Die dazu gehörenden angenehmen und unangenehmen Gefühle werden angesprochen und geteilt. Aktuelle Themen, die alle oder einzelne TeilnehmerInnen beschäftigen, werden aufgegriffen. Die Auseinandersetzung vermittelt ein zunehmendes Verständnis für die libidinöse und affektregulierende Bedeutung des Essens. Ziel ist es, Wege zu finden, auf orale Befriedigung nicht ersatzlos verzichten, sondern Lustgewinn über andere Tätigkeiten zu erlangen (vgl. Lebersorger 2018). Für jene TeilnehmerInnen, die sich verbal nicht so differenziert auszudrücken vermögen, übernehmen wir Gruppenleiterinnen und die anderen Gruppenmitglieder die Ich-Funktion des Sprechens.

Während am Anfang die Themen von uns angeregt wurden, werden diese mit zunehmendem Vertrauen vermehrt von den TeilnehmerInnen eingebracht. Die Gruppe ist identitätsstiftend, indem sie zur Auseinandersetzung mit den eigenen Stärken und Schwächen, zur Entwicklung von mehr Konfliktfähigkeit und dem Gefühl der Selbstwirksamkeit beiträgt. In der Auseinandersetzung mit dem Ärger über kontrollierende Eltern und PädagogInnen werden zuerst die Gefühle aufgenommen, um dann Überlegungen anzustellen, ob und wo die TeilnehmerInnen Unterstützung brauchen und wie sie diese auch zulassen können.

Einige TeilnehmerInnen nehmen das Angebot schon mehrere Jahre in Anspruch. Bei allen konnte ein Bewusstsein bezüglich der Wichtigkeit bewussten Essens für ein gesundes Leben erarbeitet werden, bei fast allen eine Stabilisierung des Gewichts. Der Großteil hat das Gewicht reduzieren und mehr Selbstverantwortung für gesundes Essen übernehmen können.

Begleitend zur Gruppenarbeit finden interdisziplinäre Elterngruppen statt. In diesem Rahmen werden Erfahrungen geteilt und mit diätologischen, sozialarbeiterischen und psychologisch-psychotherapeutischen Inputs ergänzt. Im Jahr 2007 hat das Pilotprojekt »MovEat« den Gesundheitspreis der Stadt Wien erhalten.

11. Kapitel
In die Welt!

»Ich wünsche mir, dass Down-Syndrom-Menschen beweisen dürfen, was sie alles können. Ich wünsche mir, dass ich lustig sein darf, wenn mir danach ist. Ich wünsche mir, dass ich nicht darum bitten muss, arbeiten zu dürfen. Ich wünsche mir, dass nicht diskutiert wird, ob das Leben mit Down-Syndrom lebenswert ist oder nicht – es ist wunderschön für mich!

Aus »Was ich mir wünsche«, Lisi Mair 2009, S. 3

Generativität

Das Erwachsen-Werden ist von der Auseinandersetzung geprägt, wer man sei, welchen Platz man in der Gesellschaft einnehmen und was man zu ihr beitragen wird. Das Entwicklungsziel erwachsener Menschen ist eine Wirksamkeit über das eigene Leben hinaus. Unter dieser »Generativität« versteht Erikson (1989) die Fähigkeit, sich für die Gesellschaft und somit für die nächste Generation schöpferisch und produktiv einzubringen. Oftmals wird Generativität missverständlich ausschließlich mit Elternschaft gleichgesetzt. Sie geht aber weit über das reale Hervorbringen einer neuen Generation hinaus. Eigene Kinder zu bekommen und gemäß ihren Bedürfnissen verantwortungsvoll und fürsorglich zu begleiten ist eine Möglichkeit des generativen Beitrags. Dieser kann aber gleichwertig in Form von für die Gesellschaft geleisteter Arbeit, sozialem Engagement und/oder eigenen Werken bestehen.

Erikson beschreibt auch für jede Lebensphase Gefühlskonstellationen, die die Entwicklung hemmen. Im Erwachsenenalter stellt

»Stagnation« eine solche Fehlentwicklung dar. Stagnation steht für eine Zeit des Stillstands, in der man nicht generativ tätig ist. Meist ist einem das aus psychischen Gründen nicht möglich. Da das Erwachsen-Sein die längste Lebensphase ist, ist es nur allzu menschlich, dass es in jeder Biographie auch zu stagnierenden Perioden kommen kann. Diese sollten jedoch nicht überwiegen, nicht von allzu langer Dauer sein und überwunden werden können.

Eigene Elternschaft

Wie bereits im ersten Kapitel ausführlich dargestellt, entstehen sehr früh im Leben eines jeden Menschen in der Identifikation mit den eigenen Eltern bewusste und unbewusste Phantasien über ein eigenes Kind. Dieses Wunschkind verändert sich durch Erfahrungen im Laufe eines jeden Lebens ständig und führt, wenn seine positiven Seiten überwiegen, zu einem eigenen Kinderwunsch. Viele Kinder und Jugendliche mit Down-Syndrom äußern schon sehr früh, dass sie sich selber einmal eine Familie wünschen.

Das ist ein Thema, das sowohl in ihren Eltern als auch in ihren Bezugspersonen intensive, schmerzhafte Gefühle hervorruft. Diese sind gut nachvollziehbar, da sich beinahe alle Eltern wünschen, einmal Großeltern zu werden, die Besonderheit ihres Kindes dies aber unvorstellbar macht. Die Reaktionen ihrer Umwelt werden vom feinen Sensorium von Menschen mit Down-Syndrom meist sogleich wahrgenommen und führen oft dazu, dass Wünsche nach einem eigenen Kind ganz zentral werden und sprachlich oder durch Handlungen ausgedrückt werden, wie ich im Kapitel 6 ausführlich dargestellt habe.

Die Themen Kinderwunsch und Fruchtbarkeit bewegen auch mich zutiefst, und ich erlebe sie als besonders herausfordernd, da es dazu keine eindeutigen Aussagen und Empfehlungen gibt, wohl aber viele Überlegungen und Erfahrungen (vgl. Pixa-Kettner 2006). Ich erachte den Wunsch nach eigener Elternschaft als gesund und lebensbejahend, weil er ausdrückt, dass die betroffene Person positive Bilder vom Eltern- und Kind-Sein verinnerlicht hat. Gleichzeitig braucht jedes Kind aber Eltern, die seine Bedürfnisse wahrnehmen und erfüllen können, ihre eigenen zumindest eine Zeitlang hintanstellen können und Verantwortung im Sinn der verantworteten Schuld übernehmen können. Viele Menschen mit Down-Syndrom benötigen auch als Erwachsene so viel Unterstützung, dass sie diese eigenen Kindern nicht geben können. Auch gibt es Bereiche, wo sie nicht die volle Verantwortung für sich selbst übernehmen können und dort Hilfe brauchen. Der Kinderwunsch ist oftmals bei Erwachsenen mit und ohne Down-Syndrom ambivalent verbunden mit Sehnsucht nach Zuwendung und Bereicherung des eigenen Lebens.

Von ihrem körperlichen Entwicklungsstand sind Frauen mit Down-Syndrom fruchtbar, während dies auf die allermeisten Männer mit Down-Syndrom nicht zutrifft (vgl. Pueschel und Šustrová 2002, S. 38ff.; Wimpissinger 2009, S. 17). Die Unfruchtbarkeit aufgrund einer Spermienbildungsstörung, die bei den meisten Männern mit Down-Syndrom auftritt, benötigt bei Wünschen nach Elternschaft eine Verarbeitung und Integration in das Selbstbild. Für alle Frauen, die eine Beziehung mit genitaler Sexualität führen, einen Kinderwunsch äußern, aber die Verantwortung für ein Kind nicht übernehmen können, ist es erforderlich, eine für sie geeignete Form von Schwangerschaftsverhütung zu finden. Da manche hormonellen Verhütungsmittel zu einer drastischen Gewichtszunahme führen können, sind Aufklärung und Beratung durch GynäkologInnen, die Erfahrung mit Mädchen und Frauen mit intellektueller Beeinträchtigung haben, vorteilhaft. Leider finden sich noch immer, wenngleich sehr vereinzelt, Frauen nach Zwangssterilisation, die noch bis zur Jahrtausendwende – oft verdeckt als Blinddarmoperation – vorgenommen wurde. Sie widerspricht den Menschenrechten und stellt eine schwere Körperverletzung dar.

Wenn sich eine Familienform findet, die für ein Kind von Eltern mit Down-Syndrom ein Aufwachsen, das sich an seinen Bedürfnissen orientiert, gewährleistet, sollte meinem Verständnis nach ein Kinderwunsch grundsätzlich keine Ablehnung erfahren. Einen solchen Rahmen könnte eine Mehrgenerationenfamilie oder eine familienähnliche Wohngemeinschaft darstellen, die das Modell der multiplen Elternschaft leben. In den meisten Fällen sind aber weder die Eltern der Menschen mit Down-Syndrom bereit, für ihr Kind und ihr Enkelkind zu sorgen, noch gibt es adäquate institutionelle Möglichkeiten. Ein Kind würde nach der Geburt in eine Adoptiv- oder Pflegefamilie kommen. Daher gilt es, sich der Auseinandersetzung mit diesem Thema immer wieder zu stellen, idealerweise bereits ab dem Zeitpunkt, ab dem es aufkommt. Für Eltern bedeutet es immer einen tiefen Schmerz, diese Fakten ihren Kindern, aber auch sich selbst nicht ersparen zu können:

> »Für einen angemessenen Entscheidungs- und Verarbeitungsprozess ist es aber erforderlich, dass die Person in ihrem Wunsch ernst genommen wird und Gelegenheit hat, sich mit ihren Vorstellungen, Wünschen und Träumen auseinanderzusetzen, und zwar immer wieder. Selbst wenn ein Kinderwunsch unerfüllt bleiben muss, wie dies auch bei nicht behinderten Frauen vorkommt (...).« (Pixa-Kettner 2006, S. 77)

Es ist hilfreich, gemeinsam herauszufinden, was ein Leben ohne eigene Kinder wertvoll und lebenswert macht. Die mit dem Abschied vom Wunsch nach einer eigenen Familie verbundenen Gefühle von Enttäuschung und Trauer benötigen einen psychischen Raum, in dem sie durchgearbeitet werden können. Dieser kann innerhalb der Herkunftsfamilie bereitgestellt werden oder im Rahmen eine Psychotherapie.

Gelebte Generativität

»Meine Gedichte sind meine Kinder«, sagt Magdalena Tichy in ihrer sehr persönlich gehaltenen Einführung der Lesung von fünf ausgewählten Gedichten am 24. November 2017 im Kasino des Wiener Burgtheaters. Sie führt weiter aus, dass sie als »Alleinerzieherin« diese Gedichte an diesem besonderen Abend mit dem Publikum teilen wird (vgl. Lebersorger 2018). Magdalena Tichy schreibt Lyrik und hat nicht nur mich mit ihrer Metapher tief berührt. Meines Erachtens kann Generativität als Entwicklungsziel des Erwachsenenlebens nicht treffender in Worte gefasst werden.

Künstlerische Tätigkeiten und Schöpfungen sind ebenso Beispiele gelebter Generativität wie die Produkte, die in integrativen Betrieben oder Tagesstätten hergestellt werden. Die mannigfachen Tätigkeiten vieler mir bekannter junger und älterer Erwachsener mit Down-Syndrom zeigen die Vielfalt ihrer generativen Beiträge, ihrer »Kinder«, um in Magdalena Tichys Metaphorik zu bleiben: Die Zubereitung genussvoller Speisen beziehungsweise engagierter Service im gastronomischen Kontext, aussagekräftige Bilder, Handarbeiten, Holzprodukte oder Installationen, Werke im Bereich Tanz, Schauspiel, Poesie und Prosa, soziales Engagement im Kleinkind- und Geriatriebereich u. v. m.

Dieses Thema ist bei Weitem kein theoretisches und beschäftigt nicht nur Magdalena, sondern alle junge Menschen mit Down-Syndrom, so wie auch den Musiker Markus Samek. Er gab am 25. September 2006 mit 24 Jahren ein Fernsehinterview in »Willkommen Österreich«, in dem er gleich zu Beginn feststellt: »Ich möchte einfach Meilensteine setzen für die nächste Generation, dass sie sagen können: Das war mein Onkel, das und das hat er erreicht, und ja!«[8] Das Eingebunden-Sein in seine Familie führt zu Markus' Onkel-Identität, die für ihn wichtig ist.

8 https://www.youtube.com/watch?v=PIFTDhbhouo.

Nicht alle Erwachsenen mit Down-Syndrom können ihr Bedürfnis nach Generativität in Worte fassen. Im Rahmen der Down-Syndrom Ambulanz sehen wir oftmals Symptome dieses Stillstands, wie beispielsweise depressiven Rückzug oder Rückzug in eine Phantasiewelt, aggressives Verhalten sich selbst oder anderen gegenüber, Gewichtsprobleme in einem Ausmaß, das die eigene Gesundheit und Lebenserwartung beeinträchtigt, Verweigerung von Aktivität und Beteiligung. Um herauszufinden und zu verstehen, welche Psychodynamik zu der jeweiligen Stagnation führt, bedarf es gemeinsamer Gespräche mit den Betroffenen, den Angehörigen, oft auch den BetreuerInnen. Wenn ein solches Verständnis gelingt, erleben wir viele positive Veränderungen von einer Stagnation hin zur (Wieder-)Erlangung schöpferischen, fruchtbaren Tuns in Form von Magdalenas »Kindern«, Markus' »Meilensteinen« oder auf eine ganz andere Art und Weise.

Die Eltern des 33-jährigen Christoph berichten, dass sich ihr Sohn in letzter Zeit vermehrt weigert, mit dem Fahrtendienst in die Tagesstätte zu fahren, und falls er doch dazu überredet werden kann, dort immer wieder aggressive Durchbrüche hat. Bleibt er daheim, gleitet er in eine Phantasiewelt, in der er eine eigene Familie hat, ab. Er wurde bereits einem Psychiater vorgestellt, die verschriebene dämpfende Medikation hat bislang keine Veränderung gebracht. Christoph, der sich verbal gut mitteilen kann, kündigt an, das bevorstehende Probewohnen in einer Wohngemeinschaft zu verweigern, obwohl er dort bereits mehrfach zu Besuch und darauf vorbereitet war. Er will das Haus nicht verlassen und sagt seinen Eltern, dass er daheim mit Maria und seinen Kindern aus seiner Phantasiewelt wohnen bleiben möchte. In den Eltern kommt Hilflosigkeit auf, denn sie befürchten, dass Christoph seinen Wechsel in außerhäusliches Wohnen nach langem Warten auf diesen Platz vereiteln könnte. Sie möchten ihn nicht zwingen, wissen aber auch, dass gute Plätze in Wohngemeinschaften rar sind.

Die Eltern erzählen, wie Christophs imaginäre Familie zustande gekommen ist. Als Christoph zehn Jahre alt war, lief er in einem unbeobachteten Moment aus dem elterlichen Garten in das Zentrum des

Ortes. Dort bemerkte ihn Maria, eine junge Frau, die ihn vom Sehen her kannte. Sie brachte ihn seinen besorgten, sehr aufgeregten Eltern zurück, noch bevor diese die Polizei kontaktiert hatten. Obwohl dieses Ereignis schon lange zurückliegt, blieb es in Christoph die ganze Zeit hindurch sehr lebendig. Maria, die bereits eine eigene Familie hat, und er begegnen sich manchmal im Ort, wo sie sich begrüßen und das Erlebnis von damals in Erinnerung rufen.

Als Jugendlicher hat Christoph erstmals begonnen, mit Maria Kinder zu phantasieren. Die Eltern haben ihm zwar immer gesagt, dass sie einen Mann habe, und darauf gehofft, dass Christophs Wünsche in den Hintergrund treten. Eine nähere Auseinandersetzung darüber vermeiden die Eltern auch jetzt. Über das Down-Syndrom oder über Sexualität wird in der Familie ebenfalls nicht gesprochen.

In Christophs Verhalten verdichten sich viele Themen junger Erwachsener, wie Fragen der Identität, Wünsche nach Beziehung und eigener Familie, deren Verwirklichung in Tagträumen, die Macht der Verweigerung und eine große Ambivalenz bezüglich der Loslösung vom Elternhaus.

Ich führe in der Folge mit den Eltern Beratungsgespräche und empfehle für Christoph eine Psychotherapie bei einem Kollegen, der langjährige Erfahrung mit Erwachsenen mit Down-Syndrom hat.

Werden Wünsche nach eigenen Kindern geäußert, manchmal so explizit, wie von Christoph, manchmal durch Einzelworte oder eindeutige Gesten, wie von Nadja im Kapitel 9, lösen sie nicht nur in den Eltern, sondern auch in Betreuungspersonen sehr unterschiedliche Gefühle aus. Wenn die Wünsche in ihnen auf Erschrecken, Ablehnung oder Ignorieren und nicht auf ein gemeinsames Nachdenken treffen, dann werden sie meiner Erfahrung nach immer wieder geäußert. Das kann sich so fixieren, dass es primär nicht mehr um den Wunsch selbst geht, sondern um das Gefühl mächtig zu sein, indem das Gegenüber in Aufregung gebracht wird. Erst wenn sich die Bezugspersonen mit den eigenen Gefühlen und Werten auseinandersetzen, wird es ihnen möglich, in einen helfenden Dialog zu treten und den Kinderwunsch nicht zu bagatellisieren.

Ablösungsschritte

Wie bereits am Beginn dieses Kapitels ausgeführt, ist das Erwachsenenalter die längste Entwicklungsphase. Es ist in den meisten Lebensverläufen auch jene Zeit, in der die Eltern vor ihren Kindern sterben, falls nicht Schicksalsschläge zur Umkehr der Generationenfolge geführt haben. Während erwachsene Kinder oft alternde Eltern unterstützen, benötigen die meisten Erwachsenen mit Down-Syndrom weiterhin Unterstützung von ihren Eltern. Eine der letzten, ganz wesentlichen elterlichen Herausforderung ist das Abgeben ihrer Verantwortung an andere, zu denen ihr Vertrauen genügend groß ist. Idealerweise erfolgt die Trennung vorbereitet und in einer Weise, in der Verbundenheit weiter bestehen kann.

Für den Schritt der Loslösung aus der Herkunftsfamilie unter Aufrechterhaltung einer liebevollen Verbindung gibt es keine allgemein gültigen Richtlinien, außer dass die Auseinandersetzung damit schon lange vor der Konkretisierung beginnen sollte. Wie in jedem Beziehungsgeschehen bestimmen bewusste und unbewusste Wünsche, Erwartungen, aber auch Ängste und Kontrollbedürfnisse der Eltern und ihrer Kinder die Dynamik dieses Prozesses. Glücklicherweise stehen in den Ländern mit gut ausgebauten Sozialsystemen zahlreiche außerfamiliäre Angebote zur Verfügung, von Wohngemeinschaften bis zum individuellen teilbetreuten Wohnen. Als junges, innovatives Projekt, das durch jahrelanges elterliches Engagement realisiert werden konnte, möchte ich die am 1. November 2019 eröffnete inklusive Wohngemeinschaft des Vereins *Ich bin aktiv*[9] nennen (vgl. Lebersorger 2020). Es könnte ein Best-practice-Beispiel werden, denn im inklusiven Zusammenleben ergänzen sich Entwicklungsprozesse von adoleszenten und jungen erwachsenen BewohnerInnen mit und ohne Behinderung.

9 https://www.ich-bin-aktiv.at/index.php/angebote/inklusiv-wohnen-wien [28.10.2020].

Ablösung kann nur zufriedenstellend gelingen, wenn sich beide Seiten mit den möglicherweise damit verbunden Ängsten, dem Wüten und der konstruktiven Aggression, die für eine Trennung nötig ist, auseinandersetzen. Sie erfordert darüber hinaus ein Vertrauen in jene Personen, die zukünftig in all jenen Bereichen unterstützen, für die Menschen mit Down-Syndrom selbst keine Verantwortung übernehmen können. Damit der Wunsch nach Selbstbestimmung gemäß dem Konzept der assistierten Autonomie gelingen kann, ist es förderlich, die Auseinandersetzung, was selbst gemacht und entschieden werden kann und wo Hilfe nötig ist, möglichst früh zu beginnen (siehe auch Kapitel 3).

Es sind stets tiefe, unverarbeitete psychische Wunden oder ungelöste innere Konflikte, verbunden mit Schuldgefühlen oder unbewusster Aggression, die es Eltern verunmöglichen, rechtzeitig eine passende Wohn- und Betreuungsform für die Zeit, in der sie das nicht mehr vermögen, zu organisieren. Lassen sich diese Hemmnisse nicht auflösen, so wird die Entscheidung nach ihrem Ableben auf Geschwister oder soziale Institutionen übertragen. Ein unvorbereiteter Wechsel in eine andere Umgebung führt, verbunden mit der Trauer über den Verlust der primären Bezugspersonen, oft zu bizarren Verhaltensweisen, deren Bedeutung anerkannt und nicht pathologisiert werden sollte.

Frau Müller ruft aus einer weit entfernten Stadt bezüglich ihrer 50-jährigen Schwester Rosa hilfesuchend an. Sie berichtet, dass sie Rosa vor Kurzem aufgrund einer schweren Erkrankung der Mutter bei sich aufgenommen hat. Da sie nicht in Wien lebt, war Rosa mit einem plötzlichen Umzug und in der Folge mit dem Tod der Mutter konfrontiert. Die beiden Schwestern haben sich zwar mehrmals im Jahr getroffen, aber als Erwachsene nie zusammengewohnt. Rosas Mutter hatte sowohl einen Auszug in eine Wohngemeinschaft als auch jegliches Vorfühlen und Anmelden stets empört von sich gewiesen. Ihre Schwester meint resignierend, dass es jetzt keinen freien Platz gäbe und dass sie sich nicht sicher wäre, ob Rosa wegen ihres Verhaltens überhaupt in eine Wohngemeinschaft aufgenommen werden würde.

Sie erzählt, dass Rosa fast den ganzen Tag im Bett liegen würde und kaum zum Aufstehen zu bewegen wäre. Lediglich zu den Mahlzeiten erscheint sie ganz in sich gekehrt. Frau Müller ist nicht ganz sicher, ob Rosa, die kaum sprechen kann, verstehen würde, was passiert sei. Sie hoffe, dass sie sich bald an die neue Situation gewöhnen werde, weil Rosas Verhalten auch für sie sehr belastend sei. Ich versichere Frau Müller, dass Rosa die Trennung und den Verlust sehr wohl verstanden hätte. Sie drücke aber aufgrund ihrer sehr begrenzten aktivsprachlichen Möglichkeiten ihre Gefühle der Entwurzelung, Trauer, möglicherweise Depression durch ihr Verhalten aus.

In mehreren Telefonaten ermutige ich sie, nicht zu warten, bis sich Rosas Zustand verändert, sondern Ich-stützend ihre vermuteten Gefühle zu benennen und über Irritation, Trennungsangst, Trauer und Wut zu sprechen. Darüber hinaus könne sie Rosa versichern, dass sie wüsste, wie schwer das alles für Rosa wäre, und dass sie sich wahrscheinlich wünschte, bei der Mama zu sein. Wir überlegen miteinander, was und wie die Schwester darüber sprechen könnte, nachdem sie ebenfalls den Verlust der Mutter zu betrauern hat. Ich rege an, gemeinsam ein Ritual der gedanklichen Verbundenheit mit den Eltern und des Abschieds von ihnen zu entwickeln. Rosa über die Eltern und gemeinsame Erlebnisse zu erzählen, stellt Verbindungen her und hält sie als wichtige verinnerlichte Bezugspersonen lebendig. Ich biete beiden einen persönlichen Termin an, wenn sich Rosas Verhalten nicht verändert. Erleichtert berichtet mir Frau Müller beim nächsten Telefonat, dass sich Rosas Starre gelöst und sie bereits Kontakt mit einer Tagesstätte aufgenommen hat.

12. Kapitel
Geschwister lieben und hassen!

Honigbiene Karolinchen
Schwirrt umher um mein Gesicht.
Bei mir zu Haus bist du zu Haus,
manchmal nervig
aber immer süß.
Schwester Honigbiene
Karolinchen
Ich habe dich so lieb.

Tichy 2023, S. 48

Bedeutsame Beziehungen

Geschwisterbeziehungen und die damit verbundenen Gefühle sind für alle Menschen bedeutsam. Hat man Geschwister, so sind sie die längsten Beziehungen unseres Lebens, wenn die Generationenfolge nicht durch Schicksalsschläge wie Trennung oder Tod unterbrochen wird. Eltern sterben in der Regel vor ihren Kindern, und die Paarbeziehungen beginnen meist nicht bereits in der Kindheit. Geschwisterzahl, -konstellation und -position sind ebenso bedeutsam wie die Beziehungsgestaltung zu Halb- und Stiefgeschwistern in Patchworkfamilien.

In vielen Familien sind die Beziehungen der Geschwister zueinander spannungsreich und belastet, besonders im Erwachsenenalter, oft aber auch bereits in Kindheit und Jugend. Seit Menschengedenken werden in Religionen, Mythen, Märchen und Literatur Geschwisterbeziehungen und die damit verbundenen Gefühle zwischen Zusammenhalt und Konkurrenz thematisiert. Eltern tragen durch ein Verstehen und ein Eingehen auf alle Gefühle, die Geschwistern gegenüber auftreten, wesentlich dazu bei, dass die längsten Beziehungen unsers Lebens zu einer wichtigen Ressource werden. Dies ist dann der Fall, wenn positive Gefühle überwiegen, negative nicht unterdrückt werden müssen und Verschiedenheit ausgehalten werden kann, ohne die eigene Identität zu bedrohen. Eltern können aber auch durch unbewusstes Wiederholen eigener, nicht aufgearbeiteter Kindheitserfahrungen mit ihren Geschwistern oder durch unreflektiertes Bevorzugen oder Benachteiligen eines ihrer Kinder deren Beziehungen zueinander massiv belasten. Dies ist vor allem dann der Fall, wenn eines der Kinder unbewusst in eine Eltern- oder PartnerInnenrolle gedrängt wird (vgl. Petri 1994).

Auch Einzelkinder beschäftigt das Geschwisterthema. Geschwister sind im Bereich der Phantasie immer vorhanden. So stellen sich entweder Wünsche nach Geschwistern ein oder aber auch Ängste vor einem Geschwister, das noch in die Familie kommen könnte.

Geschwister behinderter Kinder, aber auch diese selbst finden sich zusätzlichen spezifischen Herausforderungen gegenüber, deren Anerkennung zu einem unbelasteten Verhältnis zwischen den Geschwistern beiträgt. Ist das Kind mit Down-Syndrom das ältere, so werden es jüngere Geschwister, je nach Altersabstand, in einer seiner Entwicklungsphasen überholen. Gleichzeitig wird es von ihnen lernen können und ihnen nachstreben. Hat das Kind mit Down-Syndrom bereits ältere Geschwister, werden sie es anregen, was entwicklungsfördernd, aber auch überfordernd sein kann. Bei Geschwistern von Kindern mit Down-Syndrom werden, je nach den familiären Erfahrungen, Verantwortung und Rücksichtnahme oder Verachtung, Scham oder Schuldgefühle dominieren. Für beide Seiten ist es im Jugendalter, das stets Verunsicherung mit sich bringt, nicht einfach, die Andersartigkeit des jeweils anderen zu akzeptieren und sich dabei trotzdem verbunden zu fühlen.

Unerwünschte Gefühle und hohe Erwartungen

Menschliche Beziehungen zeichnen sich meist durch ein ganzes Spektrum positiver, negativer und zwiespältiger Gefühle aus. Diese sind nur zum Teil bewusst, und daher nicht alle unmittelbar zugänglich. Dies gilt das auch für Geschwisterbeziehungen. Geschwistern gegenüber gibt es keine Gleichgültigkeit, außer die zugrundeliegenden Gefühle werden abgewehrt.

Die Ankunft eines Babys bewegt alle Familienmitglieder. Sie löst bei seinen Geschwistern eine Vielzahl von ganz natürlichen, aber oft sehr heftigen Gefühlen und Empfindungen aus. Sie reichen von Vorfreude, Aufregung, Freude, Staunen, Verantwortung, Zusammenhalt und Liebe bis hin zu Eifersucht, Rivalität, Neid, Aggression, Trauer und Hass. Meist sind die unerwünschten Gefühle ein Ausdruck der Angst, die Liebe der Eltern zu verlieren. Die damit verbundene innere Unruhe ist umso größer, je jünger das Kind ist, beziehungsweise je weniger es seine Gefühle in Worte fassen kann.

Die meisten Eltern wünschen und erwarten sich von ihren älteren Kindern positive Reaktionen auf das Baby und sind von negativen irritiert. Dazu trägt auch eine tiefsitzende gesellschaftliche Erwartungshaltung bei. Regelmäßig wird in den verschiedenen Medien ausschließlich von Freude und Begeisterung von Kindern berühmter Eltern berichtet, wenn ein Geschwisterchen geboren wird. Ein Nachdenken darüber, dass sich ein Kind von einem Neuankömmling verdrängt und zurückgesetzt fühlen könnte, wird dadurch verunmöglicht. Daher wundert es nicht, dass Eltern oftmals stolz betonen, ältere Geschwister seien nie eifersüchtig gewesen und würden keinerlei Rivalität zeigen. Was die Eltern zufrieden macht, sollte hinterfragt werden, da ihre Kinder unerwünschte Gefühle unterdrücken, damit sie die Erwartungen der Eltern erfüllen und deren Liebe nicht verlieren. Die abgewehrten Empfindungen werden meiner Erfahrung nach oft in Symptomen oder im Verhalten den Eltern gegenüber ausgedrückt, manchmal kommen sie in tiefen Konflikten erst später im Leben hoch.

Egozentrismus, magisches Denken, Zeiterleben

Geschwister bedingungslos zu lieben, keine ambivalenten Gefühle zu hegen, negative Impulse zu unterdrücken, zu teilen, zu helfen, zu verzichten und Rücksicht zu nehmen – all das sind unerfüllbare Erwartungen, die an viele Kinder von ihren Eltern, aber eben auch der Gesellschaft gestellt werden. Dies fällt umso schwerer, je jünger ein Kind ist. Kinder erleben sich in den ersten Lebensmonaten im Mittelpunkt ihrer Welt. Jedes Baby braucht für sein körperliches und seelisches Überleben Eltern, die es ganz in den Mittelpunkt ihres Denkens und Handelns stellen. Das dadurch bedingte egozentrische Welterleben des Babys verändert sich ab der Mitte des zweiten Lebensjahres zunehmend, sobald ihm längere Wartezeiten und Wunschaufschub zugemutet werden. Das Kleinkind beginnt langsam zu begreifen, dass auch die anderen Familienmitglieder Bedürfnisse haben. Trotzdem bezieht es noch bis zur Schulreife viele Ereignisse auf sich, und manche Menschen verlassen die egozentrische Position ihr ganzes Leben lang nicht gänzlich.

Wenn Geschwister sehr knapp hintereinander geboren werden, erfahren die älteren die Vertreibung aus dem Zentrum oft bereits in den ersten Lebensmonaten, vor allem, wenn die neue Schwangerschaft viel Aufmerksamkeit der Eltern bindet. Die erlebte Entthronung ängstigt das ältere Kleinkind oder macht es wütend, je nach Temperament und Vorerfahrungen. In diesem Alter denken Kinder magisch und drücken dies oft eindrücklich aus, indem sie fragen, wann das Baby wieder fortkomme oder ob es nicht zurück ins Spital gebracht werden könne. Hier geht es nicht um ein reales, unwiderrufliches Verschwinden des neuen Familienmitglieds, sondern um einen Versuch, Ängste und Spannungen, die seine Ankunft hervorruft, loszuwerden. Oft wendet sich das ältere Kind nach solchen Aussagen rasch wieder liebevoll dem Baby zu.

Wenn ein Baby mit Down-Syndrom geboren wird, können sich ältere Geschwister in der Zeit der egozentrischen, magischen Welterfassung unbewusst die Schuld an seiner Behinderung geben, weil sie negative Gedanken dem Neuankömmling gegenüber hatten. Auch die Trauer der Eltern können Kleinkinder auf sich beziehen und damit in Verbindung bringen, ungezogen gewesen zu sein. Aus diesem Grund ist eine altersgemäße Auseinandersetzung mit den Geschwistern über das Down-Syndrom wichtig (vgl. Fürnschuß-Hofer 2007, S. 129). Eltern stärken ihre Kinder, wenn sie Worte für ihre Gefühle finden, die die Kinder intuitiv spüren, und beispielsweise erklären, dass sie aufgeregt oder traurig sind, weil das Baby Down-Syndrom hat – und nicht ihretwegen.

Kinder können sich während der Schwangerschaft noch kein reales Bild von der Zeit und der Geduld machen, die ein Säugling von seinen Eltern braucht. So überwiegt oftmals Frustration, wenn das neue Familienmitglied da ist, während es zuvor mit vielen positiven Phantasien und Wünschen erwartet wurde. Je jünger ein Kind bei der Geburt eines Geschwisters ist, desto weniger sprachliche Möglichkeiten hat es zur Verfügung, sein Erleben, aber auch seine Enttäuschung auszudrücken. So kann sich beispielsweise die Angst, die Liebe seiner Eltern zu verlieren, durch Anspannung oder körperliche Symptome zeigen. Rivalität kann zu einem Rückfall auf eine Entwicklungsstufe führen, die das Kind bereits durchlaufen hat. Dies ist beispielsweise dann der Fall, wenn ein Kind, das bereits sauber ist, wieder nach Windeln verlangt oder einzunässen beginnt.

Still- und Fütterzeiten werden von Geschwistern, die selber noch jung sind und selbst noch ein großes Bedürfnis nach Zuwendung haben, oft als quälend lang erlebt. Wenn sie dabei Grenzen ausreizen, um die Aufmerksamkeit ihrer Mutter vom Baby abzuziehen, werden sie häufig ermahnt. Dies kann zu dem Grundgefühl führen, ein schlimmes Kind zu sein, das die Mama nicht mag, was wiederum Neid auf das Baby erzeugt. Manche Kinder verlangen wieder nach der Brust, dem Fläschchen, dem Schnuller oder beginnen am Daumen zu lutschen.

Ein Kleinkind mit Down-Syndrom wiederum braucht oft viel länger, um seine egozentrische Position aufgeben zu können. Es kann sich meist noch nicht verbal zum Baby äußern, sondern nur über regressives oder aggressives Verhalten und psychosomatische Reaktionen wie eine Erkrankung. Auch wenn es scheinbar gleichgültig ist, bewegt es die Geburt eines Geschwisterchens stets auf vielen Ebenen.

Ein Baby mit Down-Syndrom benötigt meist noch mehr Zeit seitens seiner Eltern, vor allem wenn es wegen eines Herzfehlers vor der Operation schwach ist und nur langsam trinken kann; aber auch wenn Therapien, Untersuchungen oder ein längerer Krankenhausaufenthalt notwendig sind. Geschwister beneiden es oft um die besondere Form der Aufmerksamkeit und bringen sich beispielsweise aktiv in Frühfördersituationen ein.

Die Eltern des dreijährigen Mario berichten von Verhaltensweisen seinem elf Monate alten Bruder David in den letzten Wochen gegenüber, die sie besorgt machen. Er schubst David, seit er seine ersten freien Schritte übt, zieht ihn an den Haaren und lässt diese nicht los, auch wenn David zu brüllen beginnt. Sie haben beobachtet, dass der Kleine seit Kurzem bereits weinerliche Laute von sich gibt, sobald sich Mario ihm nähert. Die Mutter ist ganz mit ihrem jüngeren Sohn identifiziert und auf Mario ärgerlich. Wenn sie ihn von David wegzieht, beginnt er, um sich zu schlagen und im Anschluss mit Gegenständen zu werfen, die David treffen und verletzen könnten. Der Vater hingegen meint, der Kleine werde dadurch abgehärtet und würde sich später bestimmt einmal gut im Leben durchsetzen können. Ich spreche Marios Rivalität an, doch die Eltern meinen, dass er nie eifersüchtig war, sondern den Baby-Bruder immer interessiert beobachtet hat. Die Attacken haben erst begonnen, als David zunehmend mobiler wurde.

Ich bespreche mit den Eltern, dass Mario, der aufgrund des Down-Syndroms erst um die Geburt seines Bruders seine ersten Schritte machte und damals noch zum Großteil mit seinem Körper und dem Erobern seiner Welt beschäftigt war, das Baby erst jetzt als Konkurrenten erlebt. Ich erfahre von den Eltern, dass sie seine Gefühle von Trotz und Eifersucht noch nicht in Worte gefasst, sondern ihn vielmehr gemaßregelt haben. Sie sind skeptisch, ob er sie verstehen würde, wollen es aber ausprobieren und sind nach dem Gespräch erleichtert, ihr Kind besser verstehen zu können.

Fällt der Beginn des Besuchs einer Kinderkrippe oder des Kindergartens mit der Geburt eines Geschwisters zusammen, erleben viele Kinder diese positive Erweiterung des Bezugsrahmens oftmals nicht als Eröffnung neuer Möglichkeiten, sondern fühlen sich abgeschoben, ausgeschlossen und ungeliebt. Die Zeit, die die Mutter mit dem Neuankömmling daheim verbringt, ruft in diesem Zusammenhang schmerzhafte Eifersucht hervor.

Positive Bereicherung durch Geschwister

Geschwister zu haben hat viel Positives. So erleben Babys ihre Geschwister als besonders nahe. Sie beziehen sich auf sie, bewundern sie und eifern ihnen nach. Die älteren Kinder wiederum erleben im Vergleich mit den Neuankömmlingen ihre Kompetenzen und ihre Vorsprüngigkeit. Geschwister leben einen gemeinsamen Familienalltag mit unzähligen gemeinsamen Spielen, Handlungen, Erlebnissen und Ritualen. Die konfliktfreien Perioden sind in der Regel viel ausgedehnter als jene der Auseinandersetzungen. Geschwister lernen soziale Verantwortung, Rücksichtnahme, Zusammenhalt gegen die Eltern und gegen andere Kinder. Sie lernen mit Trennungen umzugehen und auszuhalten, dass nicht alle Kinder einer Familie vor den gleichen Herausforderungen stehen. So sind Kindergarten- und Schuleintritt, aber auch der Beginn der Pubertät und die Ablösung vom Elternhaus Entwicklungsschritte, die Geschwister zu unterschiedlichen Zeiten durchlaufen und die sie trennen. Auch die Freundeskreise von Geschwistern sind meist verschieden, was zu Konkurrenz oder Sehnsucht nach Teilhabe führen kann.

Kommen Geschwister von Kindern mit Down-Syndrom in die Adoleszenz, so führt die Verunsicherung dieser Phase oftmals dazu, dass sie sich distanzieren, um sich selbst zu finden. Abhängig von ihrer Peergroup und dem eigenen Selbstwert kann sich Scham bezüglich der Behinderung des Geschwisters einstellen und zum Wunsch führen, diese vor anderen zu verbergen. Können Geschwister aber auf eine positive Beziehung in ihrer Kindheit aufbauen, dann nähern sie sich nach der Adoleszenzkrise auf einer erwachsenen Ebene wieder an.

In manchen Familien findet sich eine Dynamik, in deren Rahmen sich Geschwister unter dem Erfolgsdruck finden, die intellektuellen Schwächen des Geschwisterkindes mit Down-Syndrom zu kompensieren. Es kann sich dabei um verinnerlichte bewusste oder unbewusste elterlichen Erwartungen handeln, aber auch um ein Streben, das vom Geschwisterkind selbst ausgeht, um seine Eltern zu erfreuen oder zu trösten.

Seitens der Eltern finde ich es wesentlich, von den Geschwistern des Kindes mit Down-Syndrom nicht zu erwarten, im späteren Leben die volle Verantwortung zu übernehmen. Der Wunsch danach ist verständlich, belastet aber Geschwister in unterschiedlicher Weise. In Ländern mit hoch entwickelten Sozialsystemen gibt es Institutionen, die die Sorge um Menschen mit Behinderungen übernehmen, wenn ihre Eltern das nicht mehr vermögen. Oft entsteht aber in den Geschwistern selbst der Wunsch, sich um Geschwister mit Down-Syndrom zu kümmern, wenn die Eltern nicht mehr zur Verfügung stehen, und es idealerweise in Abwechslung mit einem betreuten Wohnen am eigenen (Familien-)Leben teilhaben zu lassen. Menschen mit Down-Syndrom werden oft zu wichtigen Bezugspersonen ihrer Nichten und Neffen.

Die Eltern der 14-jährigen Viola kommen allein zu einem Beratungsgespräch und berichten, dass Viola seit einiger Zeit Löcher in ihre Kleider beißt oder schneidet. Auch macht es sie ratlos, dass sie manchmal bei Tisch oder im Wohnzimmer vor allen zu masturbieren beginnt. Sie fordern Viola dann auf, damit aufzuhören oder in ihr Zimmer zu gehen, was sie öfters verweigert. Ihre zwei Jahre ältere Schwester Nora findet das Verhalten ihrer behinderten Schwester unerträglich. Sie hat bereits angekündigt, nicht mehr gemeinsam mit der Familie essen, geschweige denn ausgehen zu wollen, weil sie sich für Viola schämen müsse.

Die Eltern sind betroffen und suchen nach einer Lösung. In mehreren Gesprächen erfahre ich, dass das Thema Down-Syndrom beiden Mädchen gegenüber vermieden wird. Die Eltern möchten Nora, die über die Behinderung ihrer Schwester informiert ist, damit nicht belasten. Bezüglich Viola sind sie überzeugt, dass sie es nicht verstehen würde. Sie ist körperlich zart, wirkt noch recht kindlich und ist trotz ihres Alters noch nicht aufgeklärt. Das macht der Mutter großen Druck, weil sie weiß, dass Viola bald ihre erste Regelblutung bekommen wird. Auch befürchtet sie, dass sich Viola mit ihrem sexualisierten Verhalten gefährden könnte. Die Eltern haben selber in ihrer Kindheit nicht erlebt, dass mit ihnen über existenzielle Themen gesprochen wurde, und haben kaum Ideen, wie sie das beginnen könnten.

Als ich thematisiere, wie schwierig dies aufgrund mangelnder eigener Erfahrungen für sie sei, entlastet das beide, und sie fühlen sich nicht bloßgestellt. Sie erzählen, dass Nora in der Kindheit Viola gegenüber nie eifersüchtig war und ein ablehnendes Verhalten erst als Jugendliche zeigt. Die Eltern haben die Bereiche ihrer Töchter immer getrennt gehalten, weil sie Nora keine Verantwortung für Viola aufbürden wollten.

Das Verhalten beider Töchter schockiert die Eltern. In der Elternarbeit widmen wir uns beiden Bereichen. Dem Verständnis des Verhaltens Violas, die in ihren Symptomen ihre Verwirrung über die pubertären Veränderungen ausdrückt. Einerseits hat sie noch kein Gefühl für Intimität entwickelt, in deren Rahmen sie sich genitale Lust verschaffen kann, andererseits symbolisieren die Löcher ihre Auseinandersetzung mit ihrem weiblichen Körper. Zusätzlich zu Aufklärungsgesprächen beginnen die Eltern über das Down-Syndrom zu sprechen. Mit Nora sprechen sie erstmals über ihre Gedanken und Gefühle, wodurch ein bereichernder Auseinandersetzungsprozess beginnt, in dem sich Nora öffnen kann.

Aktive elterliche Unterstützung

Ein Kind benötigt Eltern, denen gegenüber es seine unerwünschten Gefühlsregungen nicht verstecken muss. Eltern können sicher sein, dass negative Gefühle gleichzeitig mit positiven dem Geschwisterkind gegenüber empfunden werden. Sie können ihre Kinder aktiv darin unterstützen, ihre widersprüchlichen Gefühle anzuerkennen, indem sie diese in Worte fassen. Eltern sollten vermitteln, dass sie dem Baby gegenüber auch nicht ausschließlich positiv empfinden. Es hilft dem älteren Kind, wenn sie thematisieren, dass ihnen manchmal das Schreien des Babys oder die durchwachten Nächte auf die Nerven gehen. Dadurch vermitteln sie, dass es normal ist, zwiespältige Gefühle zu haben, diese nebeneinander bestehen und gemeinsam besprochen und ausgehalten werden können.

Ebenso verhält es sich für jüngere Geschwister den älteren gegenüber, die schon mehr dürfen als sie. Sie sind einerseits voll Bewunderung, andererseits beneiden sie sie. Es ist jüngeren Kindern zumutbar, auszuhalten, dass die älteren bereits andere Dinge machen dürfen und können als sie. Ihr Unmut sollte aber in Worte gefasst und gemeinsam ausgehalten werden und Wunscherfüllung dann in Aussicht gestellt werden, wenn sie selber älter sind.

In manchen Familien werden zu Festen, die nur ein Kind betreffen, wie Geburts- oder Namenstage, alle Kinder beschenkt, weil Eltern ihnen nicht zumuten, die Differenz auszuhalten. Damit möchten Eltern verständlicher Weise Streit und Eifersucht vorbeugen, verhindern dadurch aber eine Auseinandersetzung mit den unerwünschten Gefühlen.

Kinder und Jugendliche mit Down-Syndrom vermögen nicht alles so zu machen oder zu erreichen wie ihre Geschwister. Auch wenn viele darüber nicht sprechen können, bleiben ihnen die Unterschiede, je älter sie werden, nicht verborgen. Es hilft ihnen, in Worte zu fassen, dass sie sich ärgern, wenn etwas nicht so gelingt wie dem Geschwisterkind, oder dass es schwer ist, auszuhalten, etwas (noch) nicht tun zu können. In diesem Zusammenhang ist es wichtig, herauszuarbeiten, wo ihre Stärken liegen und was sie machen, was ihre Geschwister nicht können. Meiner Erfahrung nach finden sich immer positive Beispiele dafür.

Der 17-jährige Lukas zeigt laut seinen Eltern immer öfter aggressive Durchbrüche, während er sich sprachlich immer mehr zurückzieht. Er hat keine Lust an sportlicher Betätigung, die ihm bisher so wichtig war, und verbringt viel Zeit essend vor Zeichentrickfilmen. Er hat noch kein Übergewicht, hat aber in den letzten Monaten deutlich zugenommen. Im Gespräch berichten sie, dass er dem zwei Jahre älteren Bruder nachstrebe und davon spricht, auch den Führerschein machen zu wollen. Wenn die Eltern mit Lukas wegfahren wollen und der Vater von Ferne das Auto aufsperrt, stürzt er darauf zu, setzt sich, ehe sie ihn davon abhalten können, ans Steuer und ist schwer zu bewegen, den Platz wieder freizumachen. Er hat auch schon den Wunsch geäußert Autorennfahrer zu werden.

Es war bislang noch nie Thema, dass es ihm nicht möglich sein wird, den Führerschein zu machen, weil ihm als Jugendlichen mit Down-Syndrom viele Voraussetzungen dafür fehlen, wie die Fähigkeiten zu lesen und zu schreiben. Nicht einmal sein Bruder wird wohl einmal Autorennfahrer werden. Andererseits hätte er aber ein großes Bewegungstalent und könnte das wieder sportlich ausleben.

Auch hier ist es nur allzu verständlich, dass der schmerzhafte Vergleich mit dem älteren Bruder die Eltern immer wieder an die Tatsache erinnert, einen jüngeren Sohn zu haben, der einen anderen Entwicklungsweg gehen muss. Die Trauer macht sie ihm gegenüber sprachlos. Die vermeintliche Vermeidung dieses Themas stärkt ihren Sohn aber nicht, sondern macht ihn schwach, angespannt, unausgeglichen, impulsiv, ganz im Gegensatz zu dem selbstbewussten Buben, der er bis zum Eintritt in die Pubertät war.

Verschieden empfinden, gleich handeln

Haben Eltern mehrere Kinder, so lösen diese in ihnen unterschiedliche Gefühle aus. Es ist eine Illusion, von sich als Eltern zu erwarten, dass man allen Kindern gegenüber gleich empfinden kann. Manche Eigenschaften eines Kindes sind ihnen näher als die des anderen. Bewusste und unbewusste Erwartungen und Identifizierungen, das Geschlecht des Kindes, sein Aussehen, seine Wesenszüge sowie die eigene Geschwisterkonstellation spielen dabei eine Rolle. Wenn sich Eltern dessen bewusst sind, werden sie dies nicht ausagieren und eines ihrer Kinder den anderen gegenüber bevorzugen oder entwerten. Dadurch tragen sie wesentlich zum Gelingen von Geschwisterbeziehungen bei. Wenn Geschwistern Erziehungsaufgaben überantwortet werden oder diese einspringen, wo Eltern zu gewährend sind, werden die Beziehungen zueinander konflikthaft.

Der neunjährige Daniel kommt mit seinen Eltern zur jährlichen Blutkontrolle in die Ambulanz. Er ist in allen Bereichen, außer in der Aktivsprache, gut entwickelt. Die Mutter berichtet über massive Konflikte mit seiner zwölfjährigen Schwester Beate. Diese würde ihn bei gemeinsamen Mahlzeiten, bei denen er vieles übriglässt und mit dem Essen herumspielt, ständig ermahnen, aufzuessen und sich zu benehmen. Es erheitert die Eltern oft, wenn sie wie eine strenge Mutter agiere, und sie dann gar nicht eingreifen müssten. Sie finden es aber nicht in Ordnung, wenn sie ihm sagt, dass er blöd sei. Die Eltern erzählen auf mein Nachfragen hin, dass sie seitens Beates nie Geschwisterrivalität beobachtet hätten, die beiden aber aufgrund des Altersunterschieds und Daniels langsamen Entwicklungstempos kaum gemeinsames Spiel verband.

Vor zwei Jahren wurde bei Beate zum Schock aller Diabetes diagnostiziert. Die Einschränkungen beim Essen haben sie sehr verunsichert und bedrückt. Nun erträgt sie es kaum, dass Daniel alles essen dürfe, aber so wählerisch sei. In einem Beratungsprozess erarbeite ich mit den Eltern, ihre Elternfunktion nicht an Beate abzutreten und wieder zu sich zurückzuholen. Ich ermutige sie, mit ihr über ihre Gefühle gegenüber der Diabetes sowie ihrem Bruder ins Gespräch zu kommen. Sie setzen sich mit Beate über die so verschiedenen Möglichkeiten und Begabungen der Geschwister auseinander. So gelingt es, dass Beate ihre Wut in der Folge immer seltener auf Daniel projiziert und an ihm auslassen muss.

Öfter wird die Frage an mich herangetragen, ob ein Geschwister für das Kind mit Down-Syndrom förderlich sei. Ich erarbeite mit den Eltern, sich aus eigenen Motiven für oder gegen weitere Kinder zu entscheiden und dies nicht vom Down-Syndrom abhängig zu machen. Die diesbezüglichen Wünsche und Delegationen der Eltern nach Anregung, Vorbild, Verantwortung und Fürsorge könnten das Geschwisterkind überfordern und damit die Geschwisterbeziehung belasten. Es ist nicht die Aufgabe von Geschwistern, Elterlichkeit zu übernehmen. Verantwortung kann sich nur auf der Basis einer unbelasteten, liebevollen Geschwisterbeziehung entwickeln. Eine weitere häufig gestellte Frage betrifft den optimalen Altersunterschied der Kinder. Aus entwicklungspsychologischer Sicht gibt es keinen idealen Altersabstand zwischen Geschwistern. Jede Entwicklungsphase hat ihre besonderen Herausforderungen, die mit einer verstehenden elterlichen Haltung gut bewältigt werden können. Wenn Gefühle nicht unterdrückt werden müssen, entwickeln sich lebendige, bereichernde, lebenslange Beziehungen zu den Geschwistern!

13. Kapitel
Gut genug!

»It was important to do everything, and to do it perfectly.«
[»Es war wichtig, alles zu machen – und zwar perfekt.«
(Übersetzung K. J. L.)]

Adams 2013, S. 161

Eltern zwischen Schuldgefühlen und Perfektionismus

Dieses letzte Kapitel befasst sich mit Überlegungen zu einer Sorge, die immer wieder geäußert wird und sich in dem Gefühl ausdrückt, als Eltern nicht zu genügen. Mit der Diagnose Down-Syndrom werden Eltern in vielfacher Weise herausgefordert. Sie stehen vor der Aufgabe, in ihr Lebenskonzept die schicksalhafte genetische Besonderheit ihres Kindes zu integrieren, es in seinem Sein anzunehmen, als Teil von sich selbst zu lieben, zu beschützen und dabei ambivalente und unerträgliche Gefühle nicht zu verleugnen. Je sicherer Eltern selbst in unterstützende Beziehungen eingebettet sind, desto zuversichtlicher werden sie sich auf dieses Abenteuer einlassen!

Die Frage, ob das eigene Handeln den Bedürfnissen ihres Kindes gerecht wird, ist eine, die die meisten Eltern – ganz unabhängig vom Down-Syndrom – immer wieder beschäftigt. Meinem Verständnis nach weist sie in zwei Richtungen. Einerseits drückt sie die Befürchtung aus, etwas zu verabsäumen oder zu übersehen, andererseits die Unsicherheit, das Kind zu verwöhnen und zu wenige entwicklungsfördernde Grenzen zu setzen. Erfahrungen, im Familienalltag zu wenig Zeit zu haben, etwas zu gestatten, was den eigenen Erziehungsvorstellungen widerspricht, somit den Erwartungen von sich selbst nicht zu entsprechen, gehören zum Eltern-Sein. Oft verbindet sich damit die Sehnsucht, perfekt zu sein und perfekte Kinder zu haben. In Zeiten, in denen Eltern nicht unter zu großen Belastungen stehen, gelingt es ihnen meist, sich ins Bewusstsein zu rufen, dass es nur allzu menschlich ist, den eigenen Idealen nicht gerecht werden zu können, ohne sich selbst tief enttäuscht in Frage zu stellen.

Bei Kindern mit besonderen Bedürfnissen kommt der Aspekt hinzu, dass verschiedene Interventionen notwendig oder förderlich für ihre Entwicklung sind. Daher ist es nur allzu verständlich, dass sich Eltern bei der Angebots- und Informationsfülle fragen, ob ihr Kind medizinisch-therapeutisch, pädagogisch und emotional gut versorgt ist. In Bezug auf die Familie beschäftigt Eltern, ob für Geschwister und ihre Paarbeziehung genügend Raum bleibt und ob es ihnen gelingt, sich auch Zeit für sich zu nehmen und sich selbst nicht permanent zu überfordern.

Eltern finden sich in steter Auseinandersetzung mit diesen Fragen, prüfen die eigenen Erwartungen, tauschen sich miteinander und mit anderen darüber aus und nehmen immer wieder Veränderungen vor, die ihrem Kind und ihnen Verbesserungen bringen.

Bewusste und unbewusste Motive

Wenn sich Eltern aber über längere Zeit in einer Situation finden, in der der Alltag objektiv betrachtet gut läuft und trotzdem Gefühle der Schuld, des Nicht-Genügens oder Nicht-perfekt-Seins zu Unzufriedenheit mit sich selbst führen, dann ist es hilfreich, sich damit auseinanderzusetzen, woher dieses Grundgefühl stammt. Es kann sich dabei um äußere Quellen handeln, wenn verschiedene Therapieangebote, Empfehlungen seitens ExpertInnen, Literatur, Informationen aus dem Internet, Vorurteile seitens der Gesellschaft u. v. m. Druck erzeugen. Die Fülle an Möglichkeiten kann zusätzlich zu Verwirrung und Hilflosigkeit führen. In solchen Stresssituationen ist ein Reflektieren, das auf die jeweilige individuelle persönliche und familiäre Situation eingeht, Druck nimmt und neue Perspektiven entwickelt, sehr entlastend.

Werden Schuldgefühle und Perfektionismus aber aus inneren Quellen gespeist, kann Verständnis für solche Selbstvorwürfe in Gesprächen mit PartnerIn, im Freundeskreis oder mittels professioneller Hilfe entwickelt werden. Dabei gilt es, sich bewusst zu machen, wie es überhaupt zu diesen kommen kann. Meist spielen dabei Beziehungserfahrungen und Erlebnisse aus der eigenen Kindheit eine Rolle. Sie prägen unsere Persönlichkeit, und je früher sie verinnerlicht wurden, desto intensiver können ihre Auswirkungen sein. Auch Idealvorstellungen von sich selbst und ein strenges Wertesystem können im Vergleich mit dem gelebten Alltag zu belastenden Diskrepanzen und Schuldgefühlen führen. Als Erwachsener ist es wichtig zu akzeptieren, dass man sich nach dem Ich-Ideal zwar orientieren, es aber nie erreichen kann. Bezüglich der eigenen Gewissensinstanz ist es entlastend zu erkennen, dass dessen Grundlage von liberal-tolerant bis fordernd-strafend zwar in der eigenen Herkunftsfamilie gelegt wird, dass eine Auseinandersetzung mit den verinnerlichten Werten aber ab dem Jugendalter möglich und auch unverzichtbar ist.

Jeder Elternteil ist eine Persönlichkeit mit individuellen Lebenserfahrungen und unterschiedlichen Umgangsweisen mit verschiedenen Lebensereignissen, wie eben der Geburt eines Kindes mit Down-Syndrom. Da es dem Vorstellungskind nicht entspricht, löst es in seinen Eltern meist unerträgliche Gedanken aus, wie Schuldzuschreibungen sich selbst oder anderen gegenüber, Strafphantasien und Wünsche, alles ungeschehen zu machen. Diese Gefühlsabgründe ängstigen, schrecken und überfordern sie beim ersten Auftauchen. Wichtig ist, sie anzunehmen und sich mit ihnen auseinanderzusetzen. Wenn sie nicht gedacht werden dürfen, nicht als zutiefst menschliche Reaktion in einer Krise toleriert und mit niemandem geteilt werden, müssen sie abgewehrt werden. Das kostet viel Energie, gelingt aber meist nicht völlig, sodass diese unterdrückten Gefühle in Abhängigkeit von der jeweiligen Persönlichkeit oftmals in veränderter Form wieder auftreten. So können stete Schuldgefühle eine Vermeidung der Auseinandersetzung mit Schmerz und Enttäuschung darstellen. Durch das Gefühl, schlecht zu sein und nicht zu genügen, kann die Traurigkeit darüber, dass das Kind den eigenen Wünschen nicht entspricht, abgewehrt werden. Wenn Eltern sich für ihr Kind völlig aufopfern und vermitteln, selbst gar nichts zu brauchen, so kann diese Selbstaufgabe auch Überforderung ausdrücken und die Hoffnung abwehren, das Kind sollte sie nicht ständig brauchen. Perfektionsstreben wiederum kann unbewusst symbolisieren, das Kind solle perfekt sein. Dieses Streben verbindet sich oft mit Verleugnung, die sich darin ausdrückt, dass, wenn man sich nur genügend anstrengt, die Behinderung ungeschehen gemacht werden könne. Manchmal verbünden sich beim Bestehen einer solchen Dynamik Eltern mit Fachkräften gegen ihr Kind, wenn sie ihm kosmetische Operationen zumuten oder es mit einem Zuviel an Behandlungen permanent überfordern.

Wenn Unzufriedenheit und Selbstbezichtigung lange Zeit vorherrschen und es nicht gelingt, sie in der Auseinandersetzung mit sich selber oder mit vertrauten Menschen aufzulösen, so ist professionelle Hilfe angeraten, um diese Einstellung zu verstehen, durcharbeiten und ev. auch zu verändern.

Zur schmerzhaften, aber auch erleichternden Erkenntnis des Erwachsen-Werdens gehört jene, dass perfektes Leben eine Illusion ist. Ebenso ist es der Anspruch, perfekte Eltern zu sein! Der englische Kinderarzt und Psychoanalytiker Donald Winnicott weist darauf hin, dass ein Kind keine perfekte Mutter braucht, sondern eine Mutter, die »gut genug« ist (1983, S. 11f.). So möchte ich mit Winnicott abschließend meine Überzeugung ausdrücken, dass Eltern in der Auseinandersetzung mit den Herausforderungen des Down-Syndroms nur gut genug zu sein brauchen, so wie es auch genügt, dass ihre Kinder gut genug sind!

Literatur

Adams, Rachel (2013): *Raising Henry. A Memoir of Motherhood, Disability, & Discovery.* New Haven & London: Yale, University Press.

Besser, L.-U. (2004): Vom Vergessen und Wiederholen medizinischer Traumata zum heilsamen Erinnern. In: Sachsse, U., Özkhan, I., Streeck-Fischer, A. (Hrsg.): *Traumatherapie – was ist erfolgreich?* Göttingen: Vandenhoeck & Ruprecht, S. 177–196.

Binder-Klinsing, Gitta (2014): Kinderkriegen heute: Von der Virtualität zur Machbarkeit? In: Wahl, Pit, Lehmkuhl, Ulrike (Hrsg.): *Seelische Wirklichkeiten in virtuellen Welten.* Göttingen: Vandenhoeck & Ruprecht, 151–180.

Bion, Wilfred R. (1992 [1962]): *Lernen durch Erfahrung*. Frankfurt a. M.: Suhrkamp.

Bion, Wilfred R. (2013 [1962]): Eine Theorie des Denkens. In: *Frühe Vorträge und Schriften*. Frankfurt a. M.: Brandes & Apsel.

Brandl, Romana (2014): Jugendtreff. Freizeitgestaltung mit Jugendlichen mit Down Syndrom. In: *Leben Lachen Lernen – Menschen mit Down-Syndrom von heute.* Heft 52, April 2014, 34–35.

Bürgin, Dieter (1993): Eltern werden... (Anmerkungen zu einer normativen Entwicklungskrise). In: *Kinderanalyse*, 1993/3, 273–302.

Bürgin, Dieter (2022): *Die Vitalität der präverbalen Psyche. Psychoanalytische Konzepte über das erste Lebensjahr: der Aufenthalt und die Arbeit im Unentfalteten.* Frankfurt a. M.: Brandes & Apsel.

Chicoine, Brian, McGuire, Dennis (2013 [2009]): *Gesundheit für Jugendliche und Erwachsene mit Down-Syndrom. Ein medizinischer Ratgeber.* Deutsches Down-Syndrom InfoCenter. Edition 21.

Couvreur, Simon, Lebersorger, Karin J. (2020): Auf den Punkt gebracht! In: *Leben Lachen Lernen – Menschen mit Down-Syndrom von heute.* 2/2020, 11.

Couvreur, Simon, Lebersorger, Karin J. (2021): Triumpf im Ballroom – Eine Nachlese von Simon Couvreur und Karin J. Lebersorger. In: *Leben Lachen Lernen – Menschen mit Down-Syndrom von heute.* 1/2021, S. 4–6.

Couvreur, Simon (2021): Mein dritter Lockdown – Notizen von Simon Couvreur. In: *Leben Lachen Lernen – Menschen mit Down-Syndrom von heute*. 2/2021, S. 13–16.

Couvreur, Simon (2022a): Neuigkeiten von Simon. In: *Leben Lachen Lernen – Menschen mit Down-Syndrom von heute.* 2/2022, S. 24.

Couvreur, Simon (2022b): Erlebnisse und Gedanken. In: *Leben Lachen Lernen – Menschen mit Down-Syndrom von heute.* 3/2022, S. 34.

Couvreur, Simon (2023): Was mich bewegt. *In: Leben Lachen Lernen – Menschen mit Down-Syndrom von heute.* 1/2023, S. 34.

Datler, Wilfried (2006): Geistig behinderte Menschen an-sprechen. Über Mentalisierungsprozesse und die Bedeutung der Thematisierung von Innerpsychischem. In: Gruntz-Stoll, J. (Hrsg.): *Verwahrlost, beziehungsgestört, verhaltensoriginell: Zum Sprachwandel in der Heil- und Sonderpädagogik.* Haupt Verlag, Basel, 69–91.

Erikson, Erik, H. (1992 [1950]).: *Identität und Lebenszyklus.* Frankfurt: Suhrkamp.

Erikson, Erik, H. (1989 [1950]): *Kindheit und Gesellschaft.* Suttgart: Klett-Cotta.

Faye, Evelyne (2014): *Du bist da und du bist wunderschön.* Dubistda Verlag.

Fiala-Preinsperger, Sabine (2020): Ich verstehe mehr, als ihr denkt. Dialog zwischen Säugling, Eltern und Psychoanalytikerin. In: Lebersorger, Karin J., Sojka, Georg, Zumer, Peter (Hrsg., 2020): *Herausforderung Kind. Ambulante institutionelle psychodynamische Kinder- und Jugendlichen-Psychotherapie.* Frankfurt a. M.: Brandes & Apsel, 161–174.

Figdor, Helmuth, (1999): Aufklärung, verantwortete Schuld und die Wiederentdeckung der Freude am Kind. Grundprinzipien des Wiener Konzepts psychoanalytisch-pädagogischer Erziehungsberatung. In: Datler, Wilfried, Figdor, Helmut, Gstach, Johannes (Hrsg.): *Die Wiederentdeckung der Freude am Kind. Psychoanalytisch-pädagogische Erziehung heute.* Gießen: Psychosozial, 32–60.

Figdor, Helmuth (2002): Psychoanaltisch-pädagogische Erziehungsberatung. Theoretische Grundlagen. In: Johannes Gstach, Heinz Krebs, Burkhard Müller, Urte Finger-Trescher (Hrsg.): *Jahrbuch für Psychoanalytische Pädagogik: Professionalisierung in sozialen und pädagogischen Feldern, Impulse der Psychoanalytischen Pädagogik: 13*, Gießen, 70–90.

Freud, Anna (1958): Probleme der Pubertät. In: *Die Schriften der Anna Freud. Band VI*, 1739–1769, München: Kindler.

Freud, Sigmund (1900): Die Traumdeutung. *GW II/III.* Frankfurt a. M.: Fischer.

Freud, Sigmund (1905): Drei Abhandlungen zur Sexualtheorie. *GW V.* Frankfurt a. M. : Fischer, 29–145.

Fürnschuss-Hofer, Simone (2007): *Das Leben ist schön: Besondere Kinder, besondere Familien.* Zirndorf: G & S Verlag.

Graumann, Sigrid (2011): *Assistierte Freiheit. Von einer Behindertenpolitik der Wohltätigkeit zu einer Politik der Menschenrechte.* Frankfurt a. M.: Campus.

Gurschler, Friederike (2021): Wenn Leben mit einer vorzeitigen Trennung beginnt – das frühgeborene Kind. In: *Kinder- und Jugendlichen-Psychotherapie*, Heft 189, 1/2021, S. 23–52.

Hinsberger, Gisela (2014): *Weil es dich gibt. Aufzeichnungen über das Leben mit meinem behinderten Kind.* Frankfurt a. M.: Brandes & Apsel.

Jansson, Tove (2007 [1968]): *Komet im Mumintal.* Würzburg: Arena.

Jansson, Tove [2014 (1965)]: *Mumins wundersame Inselabenteuer.* Würzburg: Arena.

Kagan, Karl Oliver (2019): NIPT – wohin führt der Weg? Interview in: *Gyn-Aktiv 6/2019*, S. 37.

Klitzing, Kai von (1998): »Wenn aus zwei drei werden...« Ergebnisse einer prospektiven Studie zur Entstehung der Eltern-Kind-Beziehung. In: Bürgin, Dieter (Hrsg.): *Triangulierung. Der Übergang zur Elternschaft.* Stuttgart, New York: Schattauer, 104–115.

Körner, Fabian Sixtus (2019): *Mit anderen Augen. Wie ich durch meine Tochter lernte, die Welt neu zu sehen.* Berlin: Ullstein.

Lebersorger, Karin, Smolen, Alicja, (2005): Freud für Eltern. Was kann das Konzept der libidinösen Entwicklungsphasen zum Verständnis der Sexualität des Vorschulkindes beitragen? In: Burian-Langegger, Barbara (Hrsg.): *Doktorspiele. Die Sexualität des Kindes.* Wien: Picus, 88–107.

Lebersorger, Karin J. (2010): Weihnachtsjause beim Bundespräsidenten. In: *Leben Lachen Lernen – Menschen mit Down-Syndrom von heute. 2/2010, Heft 40*, 19.

Lebersorger, Karin J. (2014): Volltreffer! – Das Projekt »Jugendtreff« der Down-Syndrom Ambulanz Wien. In: *Leben Lachen Lernen – Menschen mit Down-Syndrom von heute. Heft 52*, April 2014, 33.

Lebersorger, Karin J. (2015): »Let's talk about Down Syndrome!« – Wie können Eltern die Auseinandersetzung mit dem Down Syndrom fördern und dadurch zu sicherer Identität und mehr Autonomie beitragen? In: *Mehr von mir! Tagungsband der Down-Syndrom Tagung 2015*, 42–43.

Lebersorger, Karin J. (2018): »Bisse, Küsse, Genüsse – Über die Zusammenhänge zwischen Essverhalten, Identität, Sexualität und (Auto)Aggression.« In: *GlüXchromosom. Tagungsband der Österreichischen Down-Syndrom Tagung 2018*, 12–13.

Lebersorger, Karin J. (2020): Neue Horizonte in Zeiten von Corona. Eine Reflexion von Karin Lebersorger im Gespräch mit Simon Couvreur, Niklas Kern, Severin Neira und Alexander Stuchlik. In: *Leben Lachen Lernen – Menschen mit Down-Syndrom von heute.* 3/2020, 12–13.

Lebersorger, Karin J. (2021): Wenn »Sonnenscheinchen« lange Schatten werfen – Entwicklungsräume für Menschen mit Down-Syndrom und ihre Familien durch psychoanalytisches Verstehen öffnen. In: Rexroth, Christian, Rexroth, Iris (Hrsg.): *Entwicklungsraum Zukunft. Psychodynamische Psychotherapie von Kindern, Jugendlichen, Heranwachsenden und ihren Familien in Klinik und Praxis, Fort- und Weiterbildung, Forschung und Lehre.* Frankfurt a. M.: Brandes & Apsel.

Lebersorger, Karin J. (2022a): *»Bin ich ein Klon-Kind?« Beratung, Begleitung und Psychotherapie nach Kinderwunschbehandlung.* Brandes & Apsel: Frankfurt a. M.

Lebersorger, Karin J. (2022b): Was uns Verhaltensweisen und Symptome erzählen. In: *Leben mit Down-Syndrom*, Nr. 101, September 2022, S. 42–44.

Lebersorger, Karin J. (2023): Verbindungen schaffen! Über die Bedeutung vorsprachlicher medizinischer Traumatisierung und die Möglichkeiten, einer Retraumatisierung vorzubeugen. In: *Leben Lachen Lernen – Menschen mit Down-Syndrom von heute.* 1/2023, S. 22–24.

Lederer, Gaby (2007): *Les Inséparables – Die Unzertrennlichen – The Inseparables.* Arbeitskreis Down-Synndrom e.V.. Binsfeld: Éditions Guy.

Lehmann, Dorothee (1991): *Dagmar.* München: dtv.

Mair, Lisi (2009): Was ich mir wünsche. In: *Leben Lachen Lernen – Menschen mit Down-Syndrom von heute. Heft 39*, 2009, 3.

Mair, Lisi (2020): Mein Leben mit Down Syndrom und was mir daran so gefällt. In: *Leben Lachen Lernen – Menschen mit Down-Syndrom von heute.* 02/2020, 32.

Mannoni, Maud (1972 [1964]): *Das zurückgebliebene Kind und seine Mutter. Eine psychoanalytische Studie.* Olten: Walter-Verlag.

McGuire, Dennis, Chicoine, Brian (2008 [2006]): *Erwachsene mit Down-Syndrom verstehen, begleiten und fördern. Stärken erkennen, Herausforderungen meistern.* Deutsches Down-Syndrom InfoCenter. Edition 21.

Metzl, Jamie (2020 [2019]): *Der designte Mensch. Wie die Gentechnik Darwin überlistet.* Hamburg: Edition Körber.

Niedecken, Dietmut (2003): *Namenlos. Geistig Behinderte verstehen.* Weinheim: Beltz.

Petri, Horst (1994): *Geschwister. Liebe und Rivalität.* Freiburg im Breisgau: Kreuz.

Pixa-Klettner, Ursula, Bargfrede, Stefanie (2006): Kinderwunsch von Menschen mit geistiger Behinderung. In.: Pixa-Kettner, Ursula (Hg.): *Tabu oder Normalität? Eltern mit geistiger Behinderung und ihre Kinder.* Heidelberg: Edition S, 73–86.

Pueschel, Siegfried M., Šustrová, Mária (Hrsg., 2002 [1997]): *Thema Down-Syndrom: Erwachsen werden.* Edition 21.

Sarimski, Klaus (2017): Erlebte Belastung von Müttern von Kindern mit Down-Syndrom im Vorschulalter. In: *Prax. Kinderpsychol. Kinderpsychiat. 66*: 672–686.

Sarimski, Klaus (2018): *Entwicklung von Kindern mit Down-Syndrom im frühen Kindesalter.* Edition S.

Sarimski, Klaus (2020): Down-Syndrom: Auswirkungen auf die Familie aus Sicht von Müttern und Vätern. In: *Prax. Kinderpsychologie und Kinderpsychiatrie 69*: 236–251.

Schultz, Heike (2006): Unser Wunschkind ging verloren. In: Carda-Döring, Claudia, et al. (2006): *Berührt – Alltagsgeschichten von Familien mit behinderten Kindern.* Frankfurt a. M.: Brandes & Apsel, 30–31. 4. Aufl.

Sinason, Valerie (2000): *Geistige Behinderung und die Grundlagen menschlichen Seins.* Berlin: Luchterhand.

Solomon, Andrew (2013 [2012]): *Weit vom Stamm. Wenn Kinder ganz anders als ihre Eltern sind.* Frankfurt a. M.: Fischer.

Soulé, Michel (1990): Das Kind im Kopf – Das imaginäre Kind. Sein strukturierender Wert im Austausch zwischen Mutter und Kind. In: Stork, Jochen (Hrsg.): *Neue Wege im Verständnis der allerfrühesten Entwicklung des Kindes. Erkenntnisse der Psychopathologie des Säuglingsalters.* Stuttgart–Bad Cannstatt: frommann-holzboog, 20–80.

Tamir, Yael, Wesenauer, Gabriele (2005): Das behinderte Kind – »behinderte« Sexualität? In: Burian-Langegger, Barbara (Hrsg.): *Doktorspiele. Die Sexualität des Kindes.* Wien: Picus, 129-140.

Tichy, Magdalena (2023): *Gedichte aus einer anderen Welt.* Eigenverlag.

Turinsky, Silvia (2006): Gib Worte Deinem Schmerz. Ein selbstpsychologischer Versuch über Trauer und Verlust am Beispiel von Müttern behinderter Kinder. In: *Selbstpsychologie. Europäische Zeitschrift für psychoanalytische Therapie und Forschung. Themenheft Trauma und Dissoziation. 23*, 1/2006, 65–79.

Weindling, Paul (2019): The Need to Name: The Victims of Nazi »Euthanasia« of the Mentally and Physically Disabled and Ill 1939–1945. In: Bailer, Brigitte; Wetzel, Juliane; International Holocaust Remembrance Alliance (Ed.): *Mass Murder of People with Disabilities and the Holocaust.* Berlin: Metropol, 49–82.

Wilken, Etta (2018): *Unterstützte Kommunikation: Eine Einführung in Theorie und Praxis.* Stuttgart: Kohlhammer.

Wilken, Markus (2021): Traumatisierung von Früh- und Risikogeborenen. Dissoziation, Affektregulation und affektive Reanimation. In: *Kinder- und Jugendlichen-Psychotherapie*, Heft 189, 1/2021, S. 53–76.

Wimpissinger, Florian (2009): *Urologie des Down-Syndroms. Urologik 3/2009*, 16–17.

Winnicott, Donald W. (1983 [1958]): *Von der Kinderheilkunde zur Psychoanalyse.* Frankfurt a. M.: Fischer.

Winnicott, Donald (1984 [1965]): *Reifungsprozesse und fördernde Umwelt.* Frankfurt a. M.: Fischer.

Wolfs, Rein (2016): *Touchdown. Die Geschichte des Down-Syndroms.* Kunst- und Ausstellungshalle der Bundesrepublik Deutschland, Bonn, Bundeszentrale für politische Bildung.

Weitere Artikel zur Thematik von Karin J. Lebersorger

Lebersorger, Karin J. (1998): Nachgeburtliche Betreuung. In: *Hand in Hand. Die Zeitung für das Besondere. 3/1998*, 18.

Lebersorger, Karin J. (2008): Von Sigmund Freud zu den Supernannys. Die Bedeutung des Verstehens in der Elternarbeit. In: Christine Diercks; Sabine Schlüter (Hg.): *Sigmund-Freud Vorlesungen 2006. Die großen Krankengeschichten.* Wien: Mandelbaum. 184–193.

Lebersorger, Karin J. (2008): Tu ich genug für mein Kind? – Zwischen Schuldgefühlen und Perfektionismus. In: *Leben Lachen Lernen – Menschen mit Down-Syndrom von heute. Heft 35*, August 2008, 11-12.

Lebersorger, Karin J. (2009): Frühe außerhäusliche Betreuung: »Mütter, macht Karriere« oder »zurück an den Herd«? In: *Institut für Erziehungshilfe, Jahresbericht 2009*, 27–30.

Lebersorger, Karin J. (2009): Chancen und Grenzen des Jugendalters. In: *Leben, Lachen, Lernen. Menschen mit Down-Syndrom von heute. Heft 37*, April 2009, S. 11–13.

Lebersorger, Karin J. (2010): Verstehendes Umgehen mit Verhaltensauffälligkeiten bei Jugendlichen. In: *Leben, Lachen, Lernen. Menschen mit Down-Syndrom von heute. Heft 40*, April 2010, S. 16–18.

Lebersorger, Karin J. (2014): Fachaustausch und Vernetzung Budapest – Wien. In: *Leben Lachen Lernen – Menschen mit Down-Syndrom von heute. Heft 53*, August 2014, 11.

Lebersorger, Karin J. (2014): Autonómia a identita – hlavné ciele plnohodnotného života v dospelosti. Autonomy and Identity – Major Aims for a Fulfilled Adulthood. In: *Zdravotné a sociálne problémy ľudí s Downovým Syndrómom. Medical and Social Problems of People with Down Syndrome.* Bratislava. 96–103.

Lebersorger, Karin J. (2015): Was sagen uns Verweigerung und Trotz? Verstehendes Umgehen mit dem Autonomiekonflikt von Menschen mit Down Syndrom. In: *Leben Lachen Lernen – Menschen mit Down-Syndrom von heute. Heft 55*, April 2015, 6–11.

Lebersorger, Karin J. (2016): Wunschkinder – Fördernde und hemmende Einflüsse medizinisch assistierter Reproduktion auf die Persönlichkeits- und Beziehungsentwicklung. Springer, *Neuropsychiatr* (2016) 30:33–41, DOI 10.1007/s40211-016-0171-4

Lebersorger, Karin J. (2016): Droiden, Götter und die Krieger des IS. Chancen und Grenzen psychoanalytischen Verstehens und Heilens von August Aichhorn bis ins 21. Jahrhundert. In: *Kinderanalyse 24 (3)*, 2016, 197 – 218.

Lebersorger, Karin J. (2016): Geschwister lieben und hassen! – Wie Eltern dazu beitragen können, dass die längsten Beziehungen unseres Lebens glücken. In: *Kind + Arzt, 1/2016*, Wien: Prometus, 24–26.

Lebersorger, Karin J. (2017): Aus vielen mach drei! In: Ethische Fragen der Reproduktionsmedizin. *Imago Hominis, Band 24*, Heft 1, 35–43.

Lebersorger, Karin J. (2017): »Wunschkinder« zwischen Verantwortung, Heimlichkeit und Zweifel. Herausforderungen für die Eltern-Kind-Beziehung nach medizinisch assistierter Reproduktion. *Kinder- und Jugendlichen-Psychotherapie, Heft 176*, 48. Jg., 4/2017, 515–536.

Lebersorger, Karin J. (2018): Was brauchen Wunschkinder? – Assistierte Reproduktion unter Miteinbeziehung der kindlichen Psyche. In: *Gyn-Aktiv, Fachmagazin für Gynäkologie und Geburtshilfe, 1/18*, 38–41.

Lebersorger, Karin J. (2018): »Meine Gedichte sind meine Kinder« Gedanken zur Generativität von Menschen mit Down-Syndrom. In: *Leben Lachen Lernen – Menschen mit Down-Syndrom von heute. Heft 64*, Apri 2018, 18–19.

Lebersorger, Karin J. (2018): »Kinder jenseits der Urszene? Psychoanalytische Aspekte der Eltern-Kind-Beziehung nach medizinisch assistierter Reproduktion«. *Psyche – Z Psychoanal 72*, 2018, 611–640. DOI 10.21706/ps-72-8-611

Lebersorger, Karin J. (2019): »Als das Wünschen nicht geholfen hat« – Urszene, Ödipuskomplex und Familienroman in Zeiten assistierter Reproduktion. In: Kadi, Ulrike / Schlüter, Sabine / Skale, Elisabeth (Hg.): *Mutter, Vater und andere Genealogien. Sigmund-Freud-Vorlesungen 2018.* Wiener Psychoanalytische Akademie, 148–161.

Lebersorger, Karin J. (2019): Auf der Vatersuche in der Wehrmacht und dem IS. In: Harms, Andrea; Gossmann, Martin (Hrsg.): *Krise und Kreativität. Jahrbuch Selbstpsychologie.* Frankfurt a. M.: Brandes & Apsel, 181–187.

Lebersorger, Karin J. (2019): »Böse« Mama! »Böser« Papa! – Über die die entwicklungsfördernde und stärkende Dimension der verantworteten Schuld. In: *Leben Lachen Lernen – Menschen mit Down-Syndrom von heute. 2/2019*, 12–14.

Lebersorger, Karin J. (2019): Bewusste und Unbewusste Aspekte der Eltern-Kind-Beziehung nach medizinisch assistierter Reproduktion. In: *Akademie Aktuell. Zeitung der Ärztlichen Akademie für Psychotherapie von Kindern und Jugendlichen.* 2019-2, 16–20.

Lebersorger, Karin J. (2019): Medizinisch assistierte Reproduktion – Ein Zukunftsthema im Kinder- und Jugendbereich. *Jahresbericht des Instituts für Erziehungshilfe 2018*, 16–17.

Lebersorger, Karin J. (2020): Keine Angst vor Konflikten! – Konfliktfähigkeit von Menschen mit Down-Syndrom fördern. In: *Leben Lachen Lernen – Menschen mit Down-Syndrom von heute.* 3/2020, 14–16.

Lebersorger, Karin J., Sojka, Georg, Zumer, Peter (Hrsg., 2020): *Herausforderung Kind. Ambulante institutionelle psychodynamische Kinder- und Jugendlichen-Psychotherapie.* Frankfurt a. M.: Brandes & Apsel.

Lebersorger, Karin J. (2020): Wunschkinder brauchen Offenheit! *Hebammenforum 6/2020; 21*: 37–41.

Lebersorger, Karin J. (2020): »Die ich rief, die Geister...« – Familienbande im Kontext medizinisch assistierter Reproduktion. In: *Imagination, 42. Jg., 2/2020*, 7–20.

Lebersorger, Karin J. (2020): Kinderängste verstehen! In: Steiner, Michael (Hg.): *WAS 113 Angst*. Wien: Leykam, 49–58.

Lebersorger, Karin J. (2021): »Wenn ich einmal Opa bin...« – Chancen und Grenzen der Kinder- und Jugendlichenpsychotherapie im Zwangskontext. In: *Kinder- und Jugendlichen-Psychotherapie, Zeitschrift für Psychoanalyse und Tiefenpsychologie*, Heft 190, 52. Jg., 2/2021, S. 213–231. DOI 10.30417/kjp-52-190-213

Lebersorger, Karin J. (2021): Konflikte fordern uns heraus! Wie kann Konfliktfähigkeit durch Verstehen und Vermitteln gefördert werden? In: *Wir starten durch! Tagungsband der Down-Syndrom Tagung 2021*, S. 13.

Lebersorger, Karin J. (2022): Innenwelten – Über die Bedeutung von Selbstgesprächen und PhantasiefreundInnen. In: *Leben Lachen Lernen – Menschen mit Down-Syndrom von heute*. 2/2022, S. 11–13.

Lebersorger, Karin J. (2022): Down-Syndrom Blues (oder: Ein Appell an die Wahlheimat). In: Mücke, Lisa, Krems-Ladenberger, Petra: *Wien steckt ein bisserl in jedem von uns. Lyrische Gedichte und Erzählungen.* Wien: wortweise Verlag, S. 60.

Lebersorger, Karin (2022): Chancen und Grenzen der Kinder- und Jugendlichenpsychotherapie im Zwangskontext. In: *Psychologie und Inklusion in der Wiener Kinder- und Jugendhilfe 2021. Analyse, Texte, Ergebnisse. Qualitätsbericht der Kinder- und Jugendhilfe*, 2021, S. 13–19.

Danksagung

Mein Dank gilt zu allererst meinem Verleger Roland Apsel für sein Vertrauen, seine drängende Begeisterung für das Thema und seine Risikobereitschaft in unsicheren Zeiten, die letztendlich ausschlaggebend dafür waren, das Buch bereits während der Corona-Pandemie zu schreiben.

Ich danke den Eltern von der Down-Syndrom-Selbsthilfegruppe Wien und von Down-Syndrom Wien und Österreich, die an meinem verstehenden Zugang und einem Austausch stets interessiert waren. Besonderer Dank geht an Thesi Zak, Motopädagogin und Mutter von Adrian, und an Mag. Maria Grossauer, Mutter von Felix, für die persönlichen Beiträge für mein Buch, an Roswitha Musil, Lehrerin für Gesundheits- und Krankenpflege und Mutter von Stefan, für die steten fachlichen Informationen und Inputs, die ich nicht missen möchte, sowie an Mag. Bernadette Wieser, Leiterin des Down-Syndrom-Zentrums Leoben und Mutter von Nicola, für die Einladung in der Zeitschrift »Leben, Lachen, Lernen« zu publizieren.

Danken möchte ich meinen aktuellen und ehemaligen Kolleginnen des interdisziplinären Teams der Down-Syndrom Ambulanz für die engagierte Zusammenarbeit. Mein besonderer Dank gilt meiner Freundin und Kollegin DSA Ingrid Teufel, seit 1992 mein stets bereicherndes und inspirierendes sozialarbeiterisches Gegenüber, und der ärztlichen Leiterin Dr. Emese Szent-Iványi, von der ich in medizinischen Belangen stets Neues lernen darf. Weiters danke ich dem Primarius der Abteilung der Kinder- und Jugendheilkunde Univ. Prof. Dr. Günther Bernert für sein Vertrauen und sein Engagement im Rahmen des Projekts Zukunft der Down-Syndrom Ambulanz.

Herzlich danke ich meinen Freundinnen Silvia Turinsky, Psychoanalytikerin und langjährige Bereichsleiterin der Mobilen Frühförderung und Familienbegleitung der Wiener Sozialdienste, für die vielen Fachgespräche, kritischen Rückmeldungen, Anregungen zu den einzelnen Themen und persönlichen Mitteilungen, Andrea Hoffmann,

Psychotherapeutin und Physiotherapeutin, für all ihre wertvolle Unterstützung und ihr stets offenes Ohr, sowie Mag. Lieselotte Krammer da Silva, Deutschprofessorin, für das Korrekturlesen und die interessierte Anteilnahme an meiner Arbeit.

Ich danke meinen Psychoanalytikerinnen Dr. Anna Lore Gratz-Erbler und Dr. Sylvia Zwettler-Otte, die mit mir ein Stück meines Weges hin zu einem erfüllten Leben gingen und mir eine große Güte gegenüber den vielfältigen Erscheinungsformen der Psyche vermittelten.

Ein inniger Dank gilt meinen Eltern, die mir eine sozial engagierte Haltung vorgelebt haben, mich förderten, mich mit Großzügigkeit und Offenheit meinen Weg gehen ließen und mich immer liebevoll unterstützen.

Stellvertretend für die vielen tollen Menschen mit Down-Syndrom, die ich persönlich gut kenne, möchte ich sechs besonders danken: Sophie Waldstein und Alexander Stuchlik für ihren mich tief bewegenden Tanz »Eposa« und ihre Erlaubnis, meine Aufnahmen für die Titelseite dieses Buch zu verwenden; Simon Couvreur, der mich inspiriert, mir seine Ideen und Bedürfnisse mitteilt und mir zeigt, dass Grenzen nur in unseren Köpfen existieren; ihm und seinem Freund Niklas Kern für das Bild auf der Rückseite des Buchumschlags; Lisi Mair, deren veröffentlichte Texte und persönliche Mitteilungen mich immer sehr berühren; genauso wie Magdalena Tichys unveröffentlichte Poesie (2023, S. 19), die dieses Buch so authentisch bereichert und abschließt:

Schäm dich nicht.
Alle haben eine Behinderung.
Eine geistige oder körperliche
oder einfach Lernschwierigkeiten.
Alle sind anders.
Schäm dich nicht.
Ich habe
das Down-Syndrom.
Ich lebe.
Ich bin froh.
Ich bin anders.
Ich habe eine Gabe.
Ich bin kein Fluch.

Brandes & Apsel

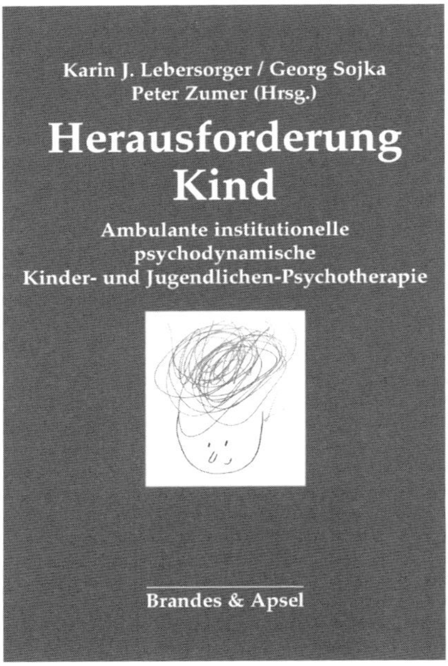

Karin J. Lebersorger / Georg Sojka / Peter Zumer (Hrsg.)

Herausforderung Kind

Ambulante institutionelle psychodynamische Kinder- und Jugendlichen-Psychotherapie

228 S., 15,5 x 23,5 cm, Pb. Großoktav
24,90 €
ISBN 978-3-95558-279-1

Dieses Buch thematisiert jahrzehntelange Erfahrungen und zeitgemäße Herausforderungen, die sich PsychotherapeutInnen und PsychoanalytikerInnen in institutionellen Kontexten stellen. Es umfasst wissenschaftliche Beiträge des berühmten Instituts für Erziehungshilfe (Child Guidance Clinic) in Wien sowie Arbeiten zu aktuellen Fragen der täglichen klinischen Praxis.

»Im Mittelpunkt des vorliegenden Buches steht die psychodynamische Kinder- und Jugendlichenpsychotherapie. Die meisten Artikel geben einen Einblick in die ambulante therapeutische Arbeit des Institutes für Erziehungshilfe (Child-Guidance Clinic) in Wien. Das Angebotsspektrum des Institutes spiegelt sich in der großen Bandbreite der Beiträge wieder. Empfohlen werden kann das Buch insbesondere psychodynamisch arbeitenden Kinder- und JugendlichenpsychotherapeutInnen im ambulanten und stationären Setting.« (Katharina Heitmann, socialnet)

»Das vorliegende Werk mit seinen 226 Seiten ist ein Crashkurs zur Kinderpsychotherapie im ambulanten und stationären Rahmen. Es sollte von möglichst vielen Kinder- und Jugendlichen-Psychotherapeuten gelesen werden. Ich empfehle es auch Ärzten, jedweder Fakultät, Psychoanalytikern und Pädagogen. Ich würde mich vor allem freuen, würden viele Kapitel Eingang in psychoanalytische Seminare und in die Ausbildung junger Kolleginnen und Kollegen finden.« (Hans Hopf, Kinder- und Jugendlichen-Psychotherapie)